妇科烦恼全赶跑

王广尧◎主编

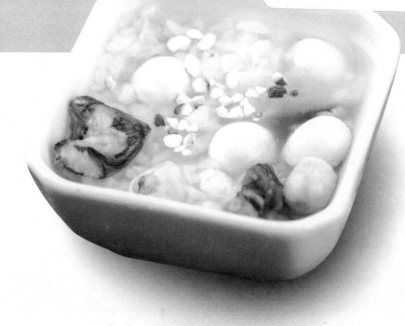

吉林科学技术出版社

图书在版编目（CIP）数据

妇科烦恼全赶跑 / 王广尧主编. -- 长春：吉林科
学技术出版社，2017.8
（老中医奇效小偏方）
ISBN 978-7-5578-2443-3

Ⅰ．①妇… Ⅱ．①王… Ⅲ．①中医妇科学－土方－汇
编 Ⅳ．①R289.2

中国版本图书馆CIP数据核字(2017)第114422号

FUKE FANNAO QUAN GANPAO

妇科烦恼全赶跑

主　　编　王广尧
出 版 人　李　梁
责任编辑　韩　捷　李永百　宿迪超
图片摄影　袁增辉
封面设计　长春创意广告图文制作有限责任公司
制　　版　长春创意广告图文制作有限责任公司
开　　本　710 mm×1000 mm　1/16
字　　数　180千字
印　　张　13.5
印　　数　8 000册
版　　次　2017年8月第1版
印　　次　2022年1月第2次印刷
出　　版　吉林科学技术出版社
发　　行　吉林科学技术出版社
地　　址　长春市人民大街4646号
邮　　编　130021
发行部电话/传真　0431-85652585　85635177　85651759
　　　　　　　　　　　　　　85651628　85635176

储运部电话　0431-86059116
编辑部电话　0431-85659498
网　　址　www.jlstp.net
印　　刷　唐山才智印刷有限公司
书　　号　ISBN 978-7-5578-2443-3
定　　价　48.00 元

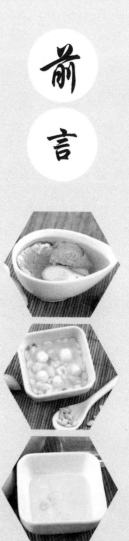

人吃五谷杂粮，难免会生病。生病后，有的人会直接去医院看病，有的人则会尝试用偏方来治疗。偏方，是指那些广泛流传于民间但不见于古典医学著作中的中药方，有着顽强的生命力。"小偏方治大病"之说，有口皆碑，深入人心。

随着人们生活水平的提高和文化知识的普及，人们在生病后，除了求助于医生，还可以通过阅读健康书籍来了解一些中药的基本常识，然后用简便易行、经济有效的方法，来预防和治疗疾病。同一种疾病，不同的书给出了不同的方，看似都可以使用，但实际上却应该在中医理论的指导下，加上深入了解中药的性能，才能选得准，做到药到病除。

本书有以下三个主要特点：

一、辨证分型，有的放矢。本书中所列疾病均选自《民间偏方奇效方》中的最常见病症（有西医病名，也有中医病名），作者对每种疾病都进行了辨证分型，这是用药用方的基础。疾病的表现或外寒，或里热，或血瘀，或气滞，或阳虚，或阴虚，或痰湿内阻，或中气不足，证型是不同的。本书中的每个偏方都经过精心整理，和疾病证型相对应，读者可根据自身症状较为准确地选方用方，这是本书与同类书的最大不同之处。

二、药食同源，药源丰富。我国中医学自古以来就有"药食同源"的理论，许多食物既是食物也是药物，食物和药物一样同样能够防治疾病。因此本书中的偏方组成多选用的是生活中具有药用价值的五谷杂粮、瓜果菜、肉禽蛋等。

三、内服外用，相辅相成。本书所列的偏方，既有内服的汤剂（饮、茶、煎）、散剂、丸剂、膏滋剂等，还有外用的洗剂、敷剂、贴剂等，这需要根据病人的身体状况和疾病的性质来选择。有的人脾胃弱，可采用外用药；有的人皮肤不合，则可采用内服药；也可内外兼用，相辅相成。

偏方是现代方剂和新生药物取之不尽的源泉，是祖国医药宝库中光彩夺目的明珠。本书的偏方，来自作者多年的精心积累，并参考了大量的古今文献，都是经验证安全有效的。但是必须提醒读者，要注意因人而异、因地而异、因时而异，要注意与医生沟通，不要贻误病情。我衷心地期望本书能给您带来健康，带来快乐！

目录
Contents

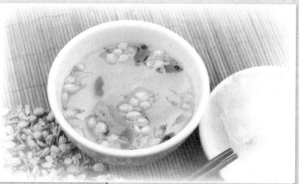

彩色图解偏方

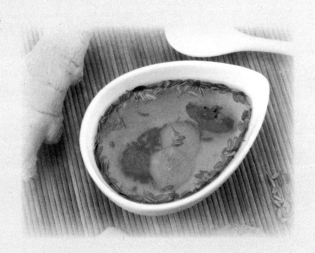

痛 经

痛经，亦称经行腹痛，指妇女经期或经期前后出现的周期性小腹疼痛。

⇌ 辨证分型

1 气滞血瘀型 症见经前或经期小腹胀痛，拒按，经量少或不畅，经色紫黯有块。

2 寒湿凝滞型 症见经前或经期小腹冷痛，喜暖，经色黯有块，畏寒便溏。

3 湿热郁结型 症见经前小腹痛，按之加重，经来加剧，低热起伏，经色黯红，质稠有块。

4 气血虚弱型 症见经期或经后小腹隐痛，或小腹及阴部空坠感，喜按，经量少，经色淡。

5 肝肾虚损型 症见经后小腹绵绵作痛，腰部酸胀，经色黯淡，量少，质稀，耳鸣。

◎ 饮食宜忌

★ **宜吃食物**

　　1.多食用含丰富纤维素和维生素的水果、蔬菜。

　　2.饮食要多样化，杂食五谷粗粮。

　　3.宜食易于消化而质地较软的食物。

★ **忌吃食物**

　　1.忌食或少食刺激性饮食。

　　2.不宜食用香燥煎烤的食物。

　　3.忌食油腻、生冷及热性食品。

散寒暖宫汤

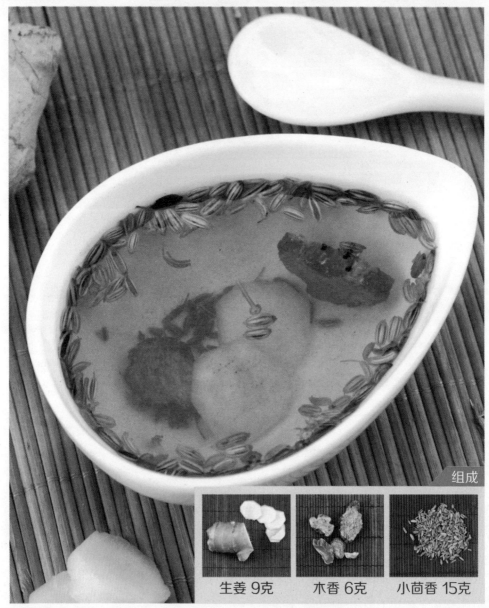

组成

生姜 9克	木香 6克	小茴香 15克

做法： 水煎。

用法： 水煎服。1日1剂，分2次服。

主治 痛经，寒湿凝滞型。症见经前或经期小腹冷痛，喜暖，经色黯有块，畏寒便溏。

艾叶调经食方

组成

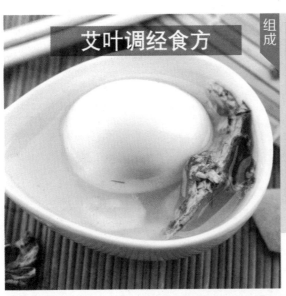

生姜 15克

艾叶 10克

鸡蛋 2枚

做法： 将上3味放入锅内，加入1000克清水煮至蛋熟，去蛋壳用文火煮至药液剩大半碗。

用法： 食蛋吃汤。

主治 痛经，寒湿凝滞型。症见经前或经期小腹冷痛，喜暖，经色黯有块，畏寒便溏。

韭菜饮

组成

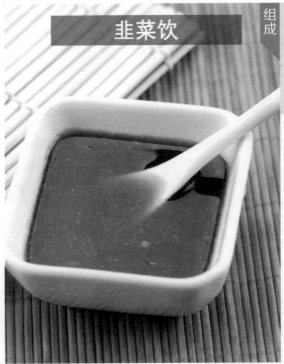

韭菜 250克

红糖 50克

做法： 先把韭菜择洗净，捣烂取汁；再用适量水把红糖煮沸，兑入韭菜汁，饮用即可。

用法： 每日1次，连服2~3日，每次饮后俯卧片刻。

主治 痛经，气血不足型。症见经期或经后小腹隐痛，或小腹及阴部空坠感。

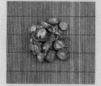 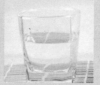

干山楂片 200克　白酒 300毫升

做法：用酒浸泡山楂片，1周后服用。

用法：每次10~20克，每日2次，月经来潮前服。

主治 痛经，寒邪凝滞型。症见经前或经期小腹冷痛，喜暖，经色黯，畏寒便溏。

组成　**山楂酒**

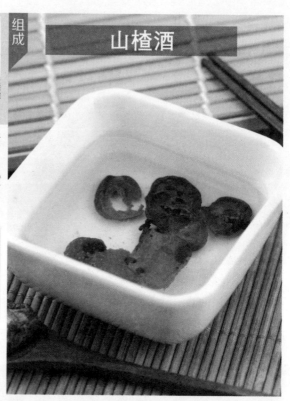

青皮鸭蛋 3只　　姜 25克

黄酒 250毫升　白糖 30克

做法：将黄酒倒入锅内，鸭蛋破壳打入酒中，下姜片共煮。

用法：蛋煮熟后以白糖调服。

组成　**黄酒鸭蛋**

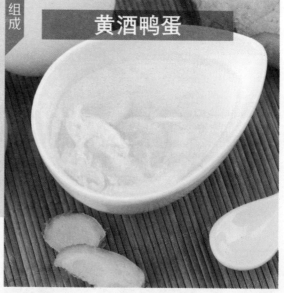

主治 痛经。

玫瑰月季调经茶

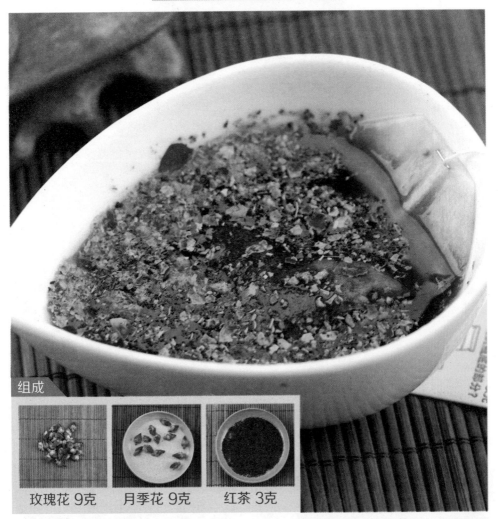

组成

玫瑰花 9克　　月季花 9克　　红茶 3克

做法： 将上3味制粗末，以沸水冲泡，闷10分钟，即可。

用法： 每日1剂，不拘时温服。连服数天，在经行前几天服为宜。

说明： 玫瑰花、月季花均能活血祛瘀、理气止痛，是治疗妇女月经不调、痛经闭经之佳品。二花所含主要成分也相似，为香茅醇、牛儿醇、橙花醇、丁香油酚、芳樟醇等挥发油。此外，还含有槲皮苷、苦味质、鞣质等。红茶，其功除烦下气，利湿散结，活血祛瘀。且其所含的咖啡因能兴奋高级神经中枢，使精神振奋，消除疲劳。

主治 痛经，气滞血瘀型。症见月经量少，腹胀痛，经色黯或挟块，或闭经等。

川芎调经茶

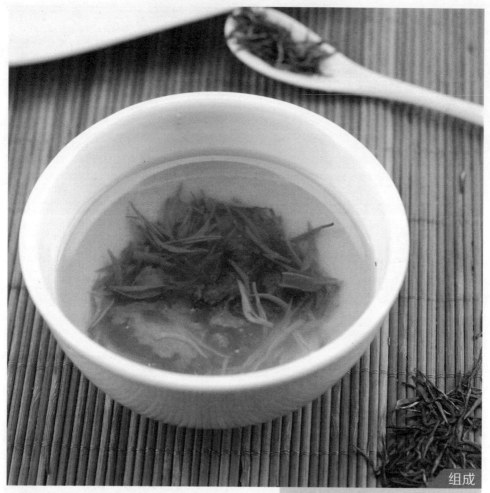

组成

做法： 将右2味加水1盅（300~400毫升），煎至五分汤汁（150~200毫升），即可。

用法： 每日1~2剂，于饭前热服。

说明： 川芎，乃妇科诸痛症及内伤头痛之良药。其味辛性温，善于行气开郁，活血止痛。茶叶，其功在清目，除烦满，茶叶所含的咖啡因、茶碱，有扩张血管、改善血液循环的作用。在饮用时，茶叶以红茶为佳。

川芎 3克

茶叶 6克

主治 痛经，月经不调，闭经，产后腹痛；风热头痛，胸痹心痛。

组成

川芎煮鸡蛋

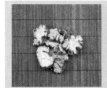

川芎 5克　鸡蛋 2枚

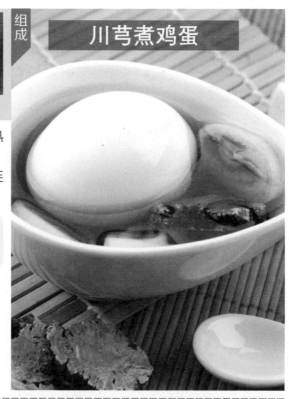

做法：将川芎和鸡蛋同煮，蛋熟后去渣及蛋壳，调入黄酒。

用法：汤蛋同服。每日1剂，连服1周。

主治 痛经。

桂皮山楂汤

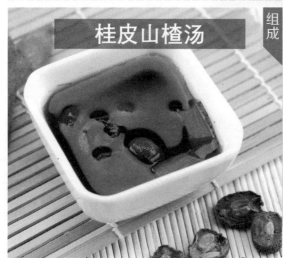

组成

桂皮 6克

山楂肉 9克

红糖 50克

做法：将桂皮、山楂肉入红糖水煎15分钟。

用法：水煎温服。适用于痛经。于月经来潮前，每日1次，连服2~3日。

主治 痛经，寒凝血瘀型。症见经前或经期小腹冷痛，喜暖，经色黯有块，畏寒。

闭经

闭经是指女子发育成熟后，月经不来，或除妊娠期、哺乳期、绝经期、暗经等因素，月经中断 3 个月以上者称闭经。

⇄ 辨证分型

1 肝肾不足型　症见 18 岁尚无月经来潮，或初潮来迟，经量少而色淡，面色晦黯。

2 气血虚弱型　症见月经渐少，以至停止，面色神疲、眩晕、心悸气短。

3 气滞血瘀型　症见月经数月不行，精神抑郁、易怒，胁肋胀痛。

4 血虚寒滞型　症见月经闭止，小腹冷痛面色青白。

5 痰湿阻滞型　症见经闭、胸闷、神疲乏力、白带增多。

⊙ 小贴士

✓ **宜吃食物**

1.应加强营养，宜多食用高糖、高蛋白、高维生素的食物。

2.应注意补血，宜多食有补血作用的食物。

🚫 **忌吃食物**

1.忌食辛辣刺激性食物。

2.忌食过咸的食物。

红糖枣姜汁

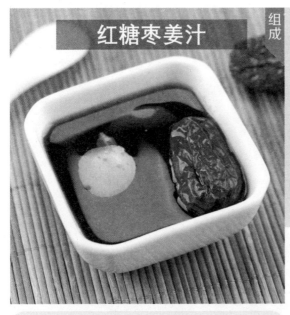

组成

生姜 25克

红糖 100克

红枣 100克

做法： 水煎。

用法： 水煎代茶饮，连续服用至月经来潮为止。

主治 闭经，血虚寒滞型。症见月经闭止，小腹冷痛面色青白。

调经茶

组成

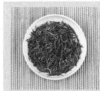
绿茶 25克　　白砂糖 10克

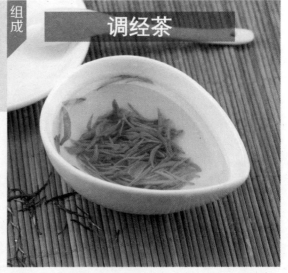

做法： 用沸水将上2味浸泡1夜，次日饮服。

用法： 每日1剂，温热顿服。

说明： 此乃经汛来临之际，忽受湿热邪气之侵，致胞脉受阻，而见停经、腹胀等。该茶重用绿茶旨在清热利湿、下气散结，去胞脉郁滞而治停经。白砂糖润心肺燥热，去腹胀腹痛。

主治 闭经，湿热型。症见月经骤停，伴有腰痛，腹胀痛。

当归阿胶养血汤

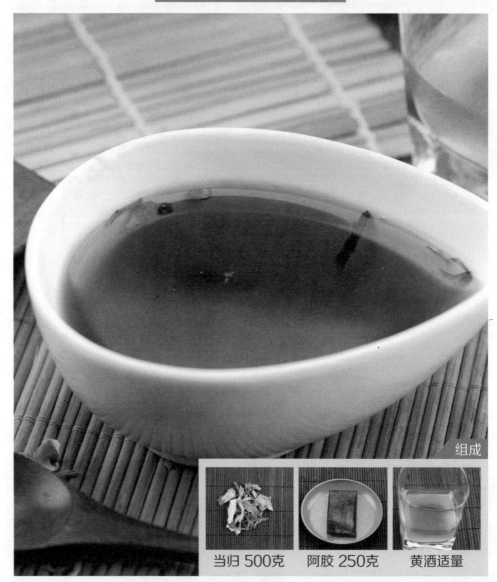

组成

当归 500克　　阿胶 250克　　黄酒适量

主治 闭经，气血虚弱型。症见面色萎黄，唇舌色淡，肌肉消瘦，头昏目眩，皮肤干燥，舌质淡紫，苔薄白，脉沉细。

做法： 将阿胶研成细末，用适量黄酒浸12小时，滤去黄酒；当归切碎，加清水浸泡12小时，再煎煮3次，每次2小时，分次过滤取汁；当归汤合并后，用文火煎熬，加入阿胶，煎煮片刻（加入适量冰糖溶化）即成。

用法： 每日1次，每月连服5~7日。

人参 6克

熟地 20克

枸杞 20克

大米 100克

组成

人参熟地枸杞粥

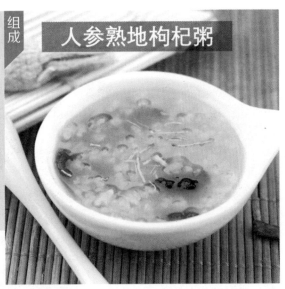

做法：将人参、熟地、枸杞水煎取汁；大米煮粥；待熟时调入药汁即可。

用法：温热食，午、晚餐食。

主治 闭经，气血虚弱型。症见月经量少色淡，或点滴即净，小腹空痛，头晕眼花，心悸。

杜仲 15克

山药 15克

熟地 15克

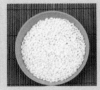

大米适量

组成

杜仲山药熟地粥

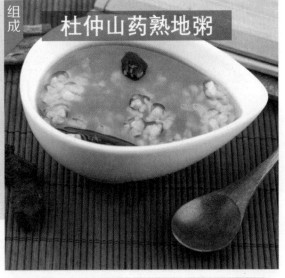

做法：将杜仲、山药、熟地水煎取汁；大米洗净煮粥，调入药汁即可。

用法：温热食，午、晚餐食。

主治 闭经，肝肾不足型。症见经色鲜红或淡红，腰膝酸软，足跟痛。

丹参 50克

糯米 300克

红枣 10枚

红糖少许

组成

红枣丹参糯米粥

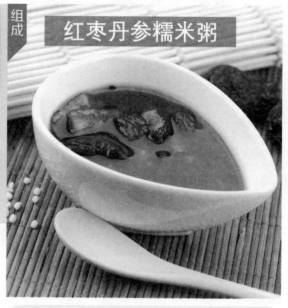

做法： 将丹参水煎取汁；加入淘净的糯米，红枣去核也加入糯米中；加适量水，共煮粥；待熟时加红糖即可。

用法： 温热食，午、晚餐食。

主治 闭经，气血不足挟瘀型。症见月经数月不行，腹部时有刺痛。

益母橙子煎

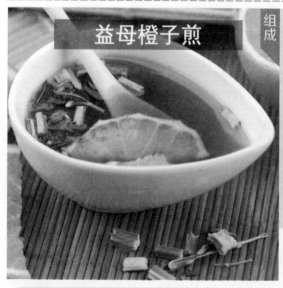

组成

益母草 50~100克

橙子 30克

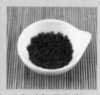
红糖 50克

做法： 橙子去皮，切片；将益母草和橙子片、红糖水煎15分钟。

用法： 每日1次，每月连服数日。

主治 闭经，气滞血瘀型。症见月经数月不行，胁肋胀痛。

桃仁牛血羹

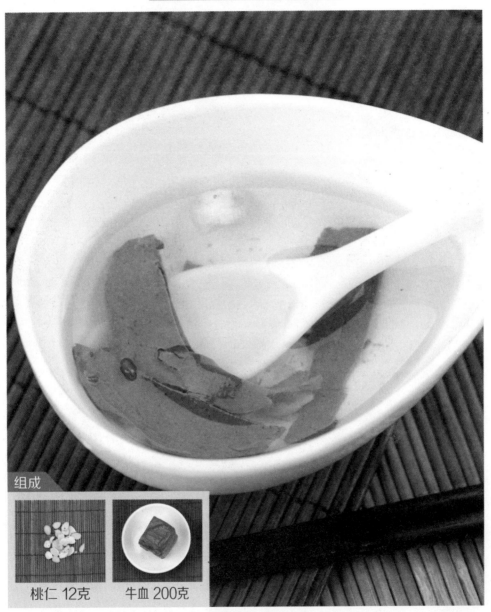

组成

桃仁 12克　　牛血 200克

主治 闭经，气滞血瘀型。症见月经数月不行，胁肋时有刺痛。

做法： 将桃仁、牛血加适量水，大火煮沸，加食盐少许调味。

用法： 每日1~2次，佐膳。

益母月季汤

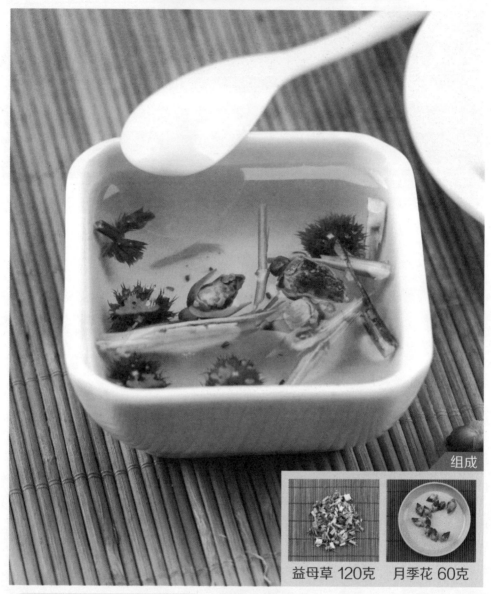

组成

益母草 120克　　月季花 60克

主治 闭经，气滞血瘀型。症见月经数月不行，胸胁胀满，烦躁易怒，小腹胀痛或拒按。

做法： 将益母草、月季花放入砂锅中，加水煎汁，捞去药渣，仍放在文火上炖，保持药汁温热备用。

用法： 每日1次，每月连服5~7日。

组成
归芪羊肉汤

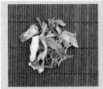
当归 30克

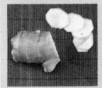
黄芪 30克

生姜 65克

羊肉 250克

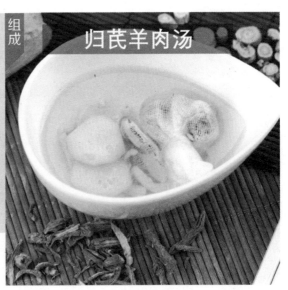

做法： 将羊肉洗净切块；生姜切丝；当归、黄芪用纱布包好；放砂锅内加水适量炖至烂熟。去药渣，调味服食。

用法： 每日1次，每月连服5～7日。

主治 闭经，气血虚弱型。症见月经渐少，以至停止，面色神疲、眩晕、心悸气短。

组成
扁豆薏苡仁粥

薏苡仁 30克

白扁豆 15克

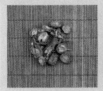
山楂 15克

红糖适量

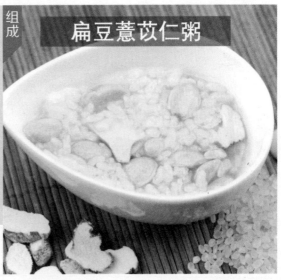

做法： 将薏苡仁、白扁豆、山楂、红糖加水，煮成粥。

用法： 每日1剂，每月连服7～8日。

主治 闭经，痰湿阻滞型。症见经闭、胸闷、神疲乏力、白带增多。

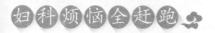

倒 经

倒经是指月经来潮前一两天，或正值经行时，出现有规律的吐血或衄血，每伴随月经周期发作，常可导致月经减少或不行，似乎月经倒行逆上的疾病。也称为"经行吐衄"。

辨证分型

1 实热型 症见经前或经期吐血、衄血，量较多、色红，尿黄便结，月经可见提前，量少或不行，舌红，脉多弦数。

2 虚热型 症见经期或经后吐血、衄血，量少，色黯红，平素可见头晕耳鸣，手足心热，两颧潮红，潮热，口渴，舌红或绛，苔花剥或无苔，脉多见细数。

小贴士

中医中药治疗倒经症有明显的疗效，可按"急则治标，缓则治本"的原则施方。当鼻出血或吐血较多时，当务之急是止血，可采用下列措施：

1．冷敷止血。即让病人取坐位，头后仰，将冷水毛巾敷于前额。并用干净棉花浸透冷水，敷于鼻梁骨上，上齐双目，下齐鼻尖。

2．压迫止血。即用手指分别压迫两侧迎香穴（鼻翼外缘中点旁凹陷处），同时将大蒜捣成泥，敷于两足心。

3．药物止血。可用白茅根60克、小蓟50克、灶心土（打碎）20克，煎汤服。也可用鲜生地50克、鲜藕两节（洗净）一齐捣烂，挤汁服。

倒经症止血后，平素常以调经来达到治本的目的。应按"热者清之，逆者平之"的原则，分型论治。

芒硝甘草汤

组成

芒硝 50克

生甘草 10克

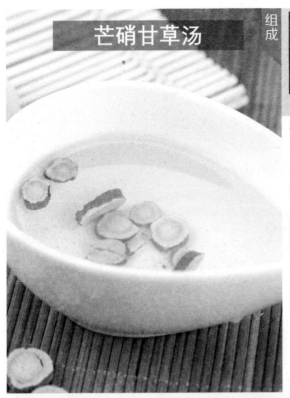

做法： 将芒硝、甘草放入砂锅中，水煎1小时后，过滤去渣。

用法： 1次顿服。若未愈可再服1剂。

主治 倒经，肺肠实热型。症见经前或经期吐血、衄血，量较多，色红，尿黄便秘。

组成

二鲜饮

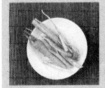
鲜茅根 15克　　鲜藕 200克

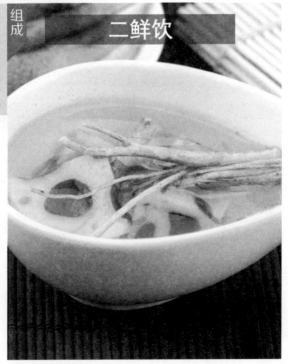

做法： 将茅根切碎；藕切片；两者一起加水煮至沸，过滤去渣。

用法： 每日4~5次，连服10日。

主治 倒经，实热型。症见经前或经期吐血、衄血，量较多、色红，尿黄便结，舌红苔黄，脉多弦数。

玉竹百合煮鸡蛋

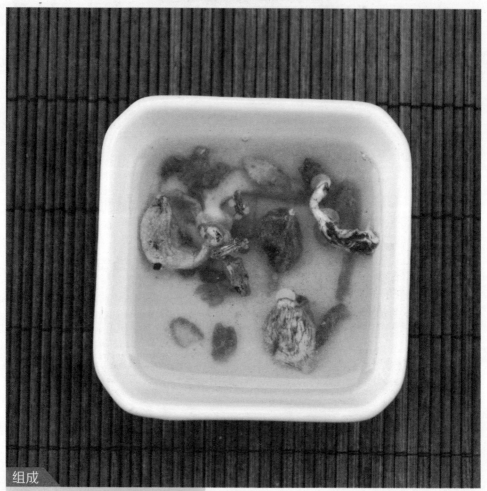

组成

鸡蛋 1枚

玉竹 9克

百合 9克

白及 3克

做法： 白及捣末；将鸡蛋与白及末搅匀；与玉竹和百合同放入砂锅中水煎至沸，过滤去渣。

用法： 每日1次，连服至血止。

> **主治** 倒经，阴虚型。症见经期或经后吐血、衄血，量少，色黯红，潮热咳嗽，咽干，口渴，月经多见先期，量少。

茅根墨鱼汤

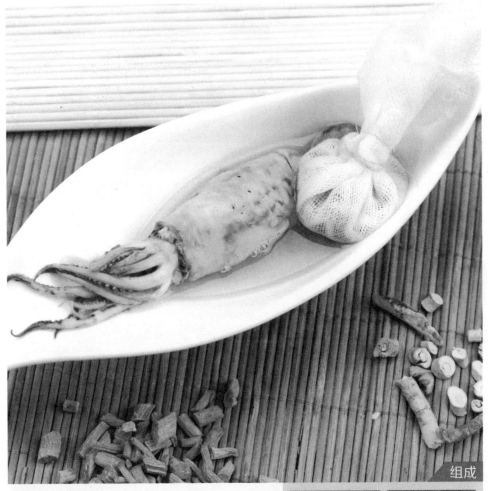

组成

做法：将白茅根、丹皮、牛膝洗净，以干净纱布包裹；与墨鱼同炖至熟软，去药包，加盐少许，食鱼饮汤。

用法：每日1次，连服3～4日。

主治 倒经，实热型。

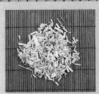

白茅根 30克

丹皮 15克

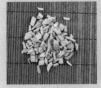

牛膝 3克

墨鱼 200克

白茅根 30克

川牛膝 30克

生地黄 30克

组成

茅根牛膝地黄汤

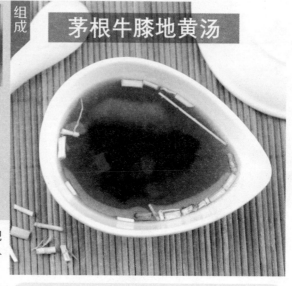

做法： 将白茅根、川牛膝、生地黄加水大火煮沸，再文火煮20分钟，过滤去渣，加白糖适量。

用法： 每次服100克，每日3次。

主治 倒经，实热型。症见经前或经期吐血、衄血，量较多、色红，尿黄便结。

生藕侧柏饮

组成

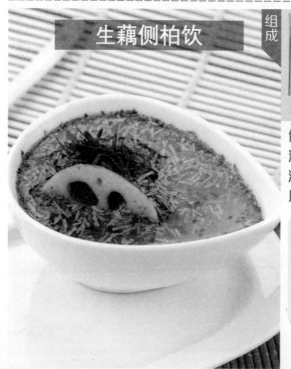

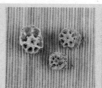

生藕节 500克

侧柏叶 100克

做法： 将生藕节、侧柏叶加水煮沸，再小火煮20分钟；过滤去渣，饮汁。

用法： 每日3~4次，连服数日。

主治 倒经，郁火型。症见经前或经期吐血、衄血，量较多、色红，口苦咽干，头晕耳鸣。

白萝卜汁

组成

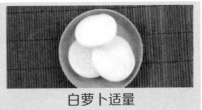

白萝卜适量

做法： 将白萝卜捣烂，过滤去渣，取汁。

用法： 尽量饮之。

主治 各型倒经。症见经期或经后吐血、衄血，量少，色黯红，潮热咳嗽，咽干，口渴，月经多见先期，量少。

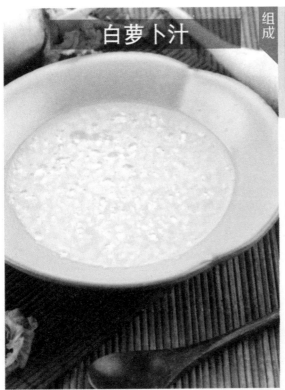

组成

韭菜汁

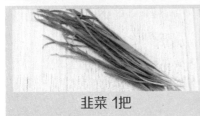

韭菜 1把

做法： 将韭菜切丁，捣烂，过滤去渣，取汁。

用法： 开水冲服。

主治 倒经。

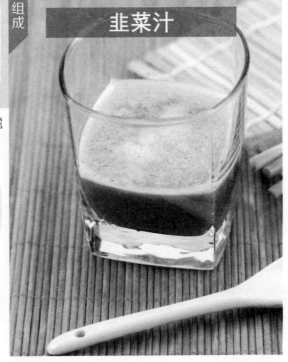

黑枣猪蹄汤

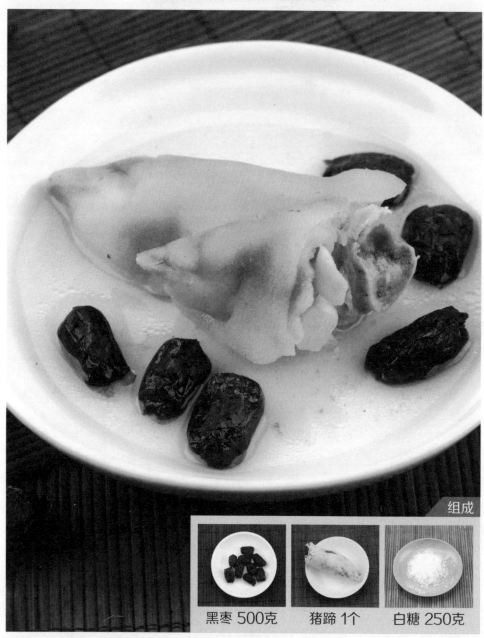

组成

黑枣 500克	猪蹄 1个	白糖 250克

做法： 将黑枣、猪蹄放入砂锅中煮烂熟，加白糖。

用法： 分5日服完。于月经前，每日1次。

主治 倒经。

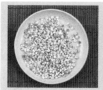

高粱米 200克　　牛膝 6克

做法： 牛膝洗净；高粱米洗净；将二者一起放入砂锅中，加适量水，熬煮成粥。

用法： 于月经前，每日1次，连服3~5日。

主治 倒经。

组成

牛膝高粱米粥

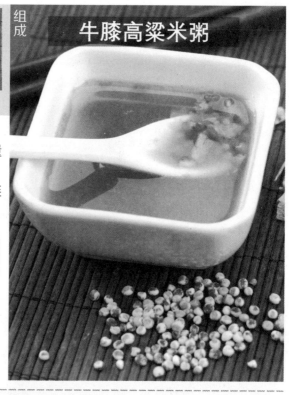

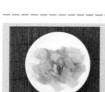　

猪皮 60克　　猪蹄 1个

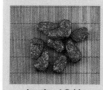

红枣 10枚

做法： 将红枣、猪皮、猪蹄一起放入砂锅中煮烂熟。

用法： 于月经前，每日1次，连服5~10日。

主治 倒经。

组成

猪皮猪蹄枣煎

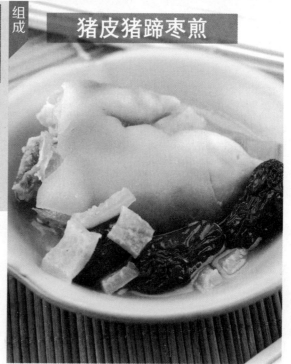

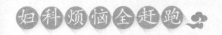

带下

带下一般指妇女阴道内流出一种黏稠液体，如鼻涕，绵绵不断，通常称为白带。若带下量多，或色、质、气味发生变化，或伴有全身症状者称"带下病"。相当于现代医学的生殖道炎症、生殖器肿瘤等疾病。

⇄ 辨证分型

1 脾气虚型 症见带下色白或淡黄，质黏稠，无臭味，绵绵不断，纳少便溏。

2 肾阳虚型 症见白带清冷，量多，质稀薄，终日淋沥，小腹冷痛，腰膝酸软。

3 湿热下注型 症见带下量多，色黄绿如脓或挟血液，浑浊，味秽臭，尿短赤，口苦咽干。

⊙ 小贴士

★ **饮食原则**

1.带下病人不宜食用生冷水果及油腻食物，以免损伤脾肾；不宜食用辛辣动火类食物，以免助生内热。

2.脾气虚型病人应益气健脾，除湿止带，宜清淡补益，以利补脾益气，不宜食甜品，以免助湿困脾。

3.肾阳虚型病人应温补肾阳，固涩止带，宜温补之品，以利补肾助阳，不宜食寒凉滑利之品，以免损伤肾阳。

4.湿热下注型病人应清热利湿止带，宜清利饮食，以利清热利湿，不宜食甜品，以免助湿生热。

白果蒸鸡蛋

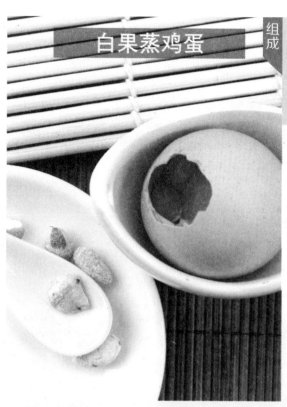

组成

鸡蛋 1枚

白果 2枚

做法： 在鸡蛋一端开一小孔；将白果放入鸡蛋内；用纸粘封小孔；隔水蒸熟，食用。

用法： 每日2次，连服7～10日。

主治 带下。症见白带过多。

莲子红枣糯米粥

组成

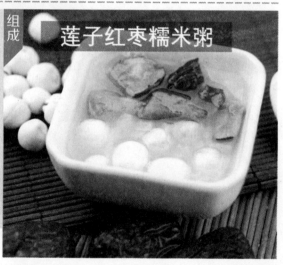

莲子 50克

红枣 10枚

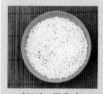
糯米 50克

做法： 将上3味共煮粥。

用法： 早、晚餐食，食至白带愈止。

主治 带下，脾气虚型。症见带下色白或淡黄，质黏稠，无臭味，绵绵不断，纳少便溏。

熟地山药汤

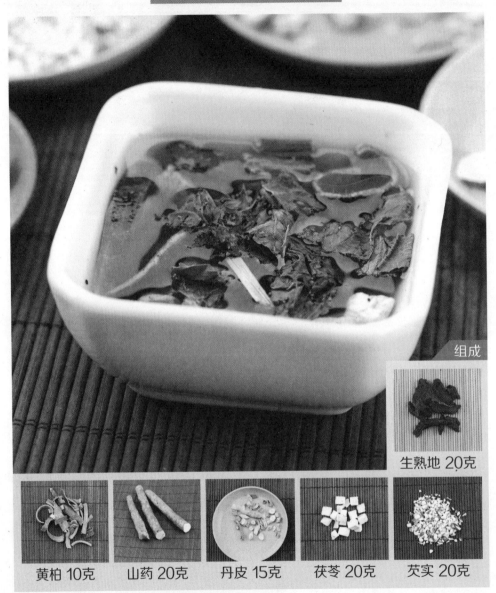

组成

生熟地 20克

黄柏 10克　山药 20克　丹皮 15克　茯苓 20克　芡实 20克

做法： 山药去皮，切片；和熟地、丹皮、茯苓、芡实、黄柏以水煎制。

用法： 每日2次分服。

主治 带下，脾肾两虚型。症见带下色白、腰痛者。色白或淡黄，质黏稠，无臭味，绵绵不断，纳少便溏。

冬瓜子白果煎

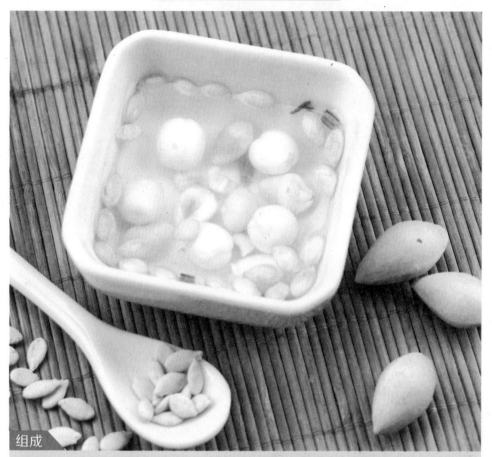

组成

| 冬瓜子 30克 | 白果 10枚 | 莲子 15克 | 胡椒粉 15克 | 白糖少许 |

主治 带下，湿热下注型。症见带下量多，色黄绿如脓或挟血液、浑浊，味秽臭，尿短赤，尿带白浊，尿频急数，余沥不尽等症。

做法： 把冬瓜子洗净，白果去皮、心，莲子去芯；加水适量，用武火烧沸，改文火煮30分钟左右，去渣取汁，调入胡椒粉、白糖即成。

用法： 每日2次分服。

薏苡仁 30克

山药 30克

芡实 30克

大米 50克

组成

山药芡实薏苡仁粥

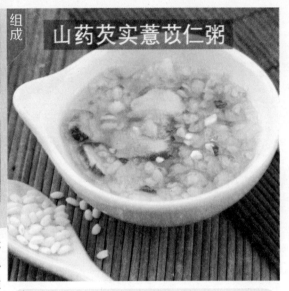

做法： 薏苡仁、芡实、大米淘洗干净；山药去皮、洗净、切小块；将诸材料放入锅中，加适量水，熬煮成粥。

用法： 每日3次服食，连服7天。

主治 带下，脾气虚型。症见带下色白或淡黄，质黏稠，无臭味，绵绵不断，纳少便溏。

腐竹白果饭

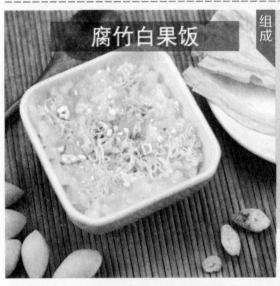

组成

腐竹 50克

白果 15克

大米 300克

做法： 将腐竹泡开，撕碎；白果去壳打碎；大米淘洗干净；将3味混合，置盆中，加适量水，上笼蒸成米饭。

用法： 晚饭食之。

主治 带下，肾阳虚型。症见白带清冷、量多、质稀薄。

芡实白果汤

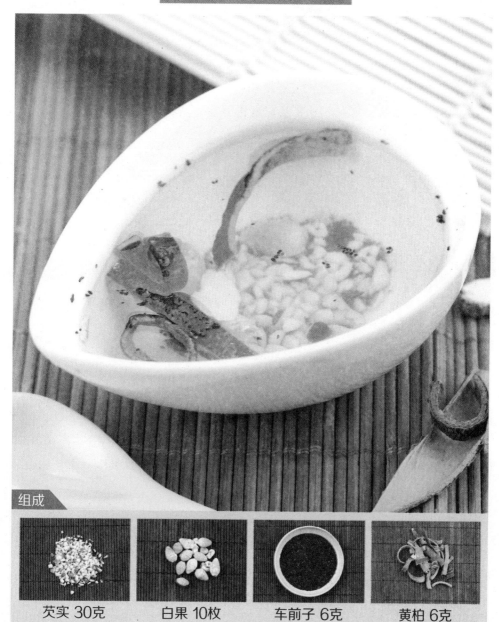

组成

芡实 30克	白果 10枚	车前子 6克	黄柏 6克

主治 带下，脾气虚型。症见带下色白或淡黄，质黏稠。

做法：将芡实、白果、车前子、黄柏放入砂锅中加适量水，水煎即可。

用法：每日2次分服。

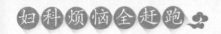

崩漏

崩漏是以妇人经血非时暴下不止，或淋沥不尽为主要临床表现的疾病。突然大下谓之崩，淋沥不尽谓之漏。相当于现代医学的功能性子宫出血、子宫炎、宫内肿瘤，均属崩漏的范畴。

辨证分型

1 脾气虚型 症见经血非时而至，崩中继而淋沥，色淡质稀，气短神疲，面色白，肢冷少食。

2 实火血热型 症见月经非时暴下，或淋沥不尽，色深红质稠，口渴烦热。

3 肾阴虚型 症见经乱无期，出血淋沥不尽，色鲜红，质稍稠，头晕耳鸣，腰痛酸软。

4 肾阳虚型 症见经来无期，出血量多或淋沥不尽，色淡质清，畏寒肢冷。

5 气滞血瘀型 症见经血非时而下，时下时止，色紫黑块，小腹疼痛、腰痛。

并发症

1. 贫血：崩漏失血过多，就会出现面色苍白、唇色淡白、头晕目眩、精神倦怠、气短无力、心悸怔仲、失眠多梦、脉象细弱等一系列贫血征象。

2. 虚脱：出血量多，常可引起虚脱，出现神昏面白、四肢冰冷、汗出淋沥、气短喘促、脉浮大无根或沉伏不见的危重症候。

3. 邪毒感染：表现为下腹疼痛拒按，腰痛，带下稠黏，色黄气秽或五色并见，伴有烦躁口渴，小便黄，大便干，舌苔黄腻，脉象细滑等。

荸荠散

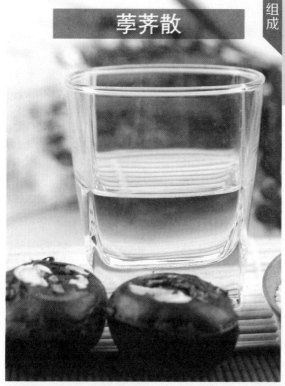

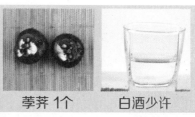

荸荠 1个　　白酒少许

做法：将荸荠洗净，去皮，沥干水分，放在火上烧至外部枯黑，里面焦黄，再研成细末。

用法：以酒送服。

主治 各型崩漏。

黄芪粥

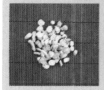

黄芪 60克　　粳米 100克

做法：将黄芪放入砂锅内，加水1000克烧沸，取煎液；大米淘洗干净；用煎液和大米熬煮成粥。

用法：空腹服。

主治 崩漏，脾气虚型。症见身体倦怠，四肢不温，胸闷纳呆，大便溏薄。

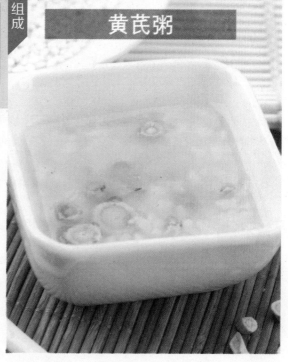

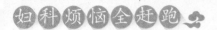
止漏补虚方

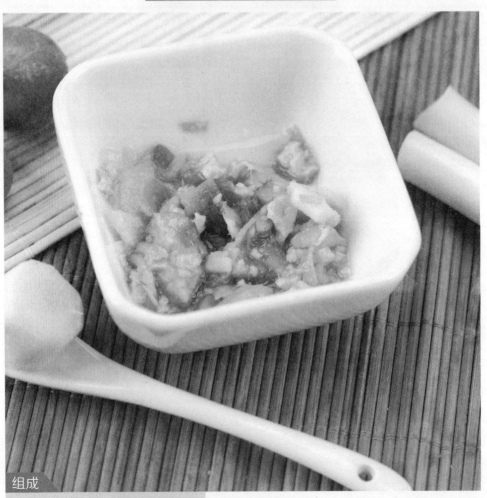

组成

葱 3根

姜 50克

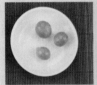

鸡腹内蛋 1副

芝麻油适量

做法： 将葱、姜、鸡腹内蛋一起捣成泥；锅上火加芝麻油，下葱姜蛋泥煸炒至小碎块。

用法： 以酒送服。

主治 崩漏，脾气虚型。症见经血非时而至，血崩过久，或淋沥不尽。

芡实粥

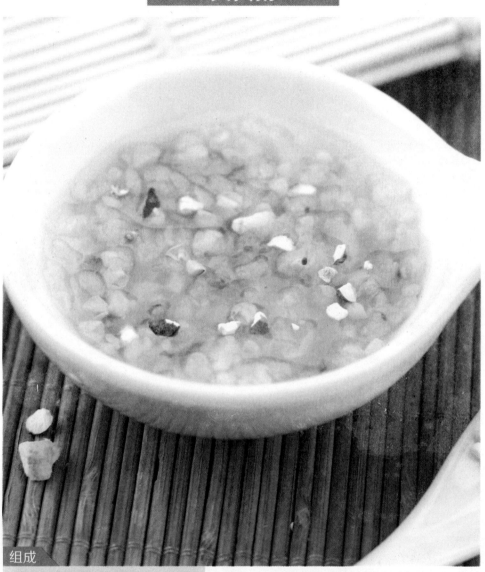

组成

芡实 30克

粳米 30克

做法： 二者加水共煮为稀粥。

用法： 早晚温热服食。

主治 崩漏，肾虚型。症见腰膝酸痛，两腿乏力，记忆力减退，面色晦暗。

山药粥

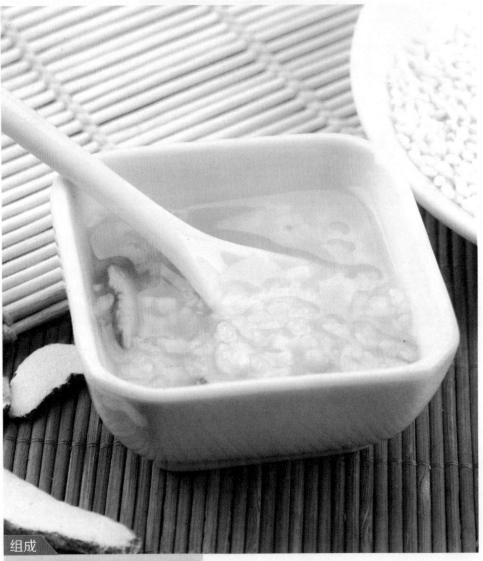

组成

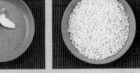

山药 45～60克　粳米 50～150克

做法：二者同煮为粥。

用法：早晚温热服。

主治 崩漏，脾虚型。症见身体倦怠，四肢不温，胸闷纳呆，大便溏薄。

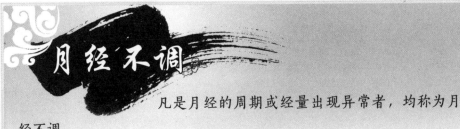

月经不调

凡是月经的周期或经量出现异常者，均称为月经不调。

辨证分型

1 月经先期

月经周期提前 7 天以上，甚至 1 月两潮者。

（1）实热型：症见经行先期，量多色深红或紫红，质黏稠，心胸烦闷，面红口干，尿黄便结，舌质红，苔黄，脉滑数或洪数。

（2）虚热型：症见经行先期量少色红，质黏稠，两颧潮红，手足心热，舌红少苔，脉细数。

（3）肝郁化热型：症见经行先期，量或多或少，色红或紫，或挟有瘀块，经行不畅，乳房、胸胁、小腹胀痛，心烦易怒，口苦咽干，苔薄黄，脉弦数。

（4）气虚型：症见经行先期，量多色淡，质清稀，神疲肢软，心悸气短，或纳少便溏，或小腹空坠，舌淡苔薄，脉弱无力。

2 月经后期

月经周期退后 7 天以上，甚至每隔 40~50 天一至。

（1）实寒型：症见经期延后，色黯量少，小腹冷痛，得热则减，或畏寒肢冷，面色苍白，苔薄白，脉沉紧。

（2）虚寒型：症见经期延后，色淡量少，质清稀，小腹绵绵作痛，喜热敷，按之痛减，腰酸无力，小便清长，大便细溏，舌淡苔薄白，脉沉迟无力。

（3）血虚型：症见经期延后，量少色淡，质清稀，头晕眼花或心悸少寐，面色苍白或萎黄，舌淡少苔，脉虚细。

（4）气滞型：症见经期延后，量少色黯有块，小腹胀甚而痛，胸胁乳房发胀，苔正常，脉弦或涩。

3 月经先后无定期

月经不按周期来潮，或先或后。

（1）肝郁型：症见经期或前或后，经量或多或少，经行不畅，胸胁、乳房、少腹胀痛，胸闷不舒，时欲叹息，郁郁不乐，嗳气食少，苔薄白，脉弦。

（2）肾虚型：症见经期或前或后，量少色淡，头晕耳鸣，腰酸如折，或小腹空坠，夜则溲多，舌淡苔薄，脉沉弱。

4 经期延长

月经周期基本正常，行经时间延长 7 天以上，甚至淋沥不净达半月之久。

（1）气虚型：症见月经淋沥不净，色淡质清，神倦乏力，心悸少寐，纳少便溏，舌淡苔薄，脉缓弱。

（2）血热型：症见经行持续不净，量少色红，两颧潮红，手足心热，咽干口燥，舌红少苔，脉细数。

5 月经
过多

月经周期正常，而经量明显超过正常月经。

（1）气虚型：症见月经量多，色淡质薄，清稀如水，面色白，心悸怔忡，气短懒言，小腹空坠，肢软无力，舌质淡，苔薄润，脉虚弱无力。

（2）血热型：症见经来量多，色深红或紫红，质稠有小血块，腰腹胀痛，心烦口渴，尿黄便结，舌质红，苔黄，脉滑数。

6 月经
过少

月经周期基本正常，而经量明显减少，或行经时间缩短，甚或点滴即净。

（1）血虚型：症见经来量少色淡，或点滴即净，小腹空痛，头晕眼花，心悸怔忡，面色萎黄，舌淡苔薄，脉细弱。

（2）肾虚型：症见月经量少，色鲜红或淡红，腰膝酸软，足跟痛，或头晕耳鸣，舌淡少津，脉沉细。

（3）血瘀型：症见经来量少，色紫黑有块，小腹胀痛拒按，血块排出后其痛减轻，可见舌质紫黯或有瘀点，脉弦或涩。

益母草黄芩饮

组成

益母草 15克　　酒黄芩 15克

姜 10克

做法： 将上述3味水煎。

用法： 每日1剂，1日2次，月经来潮时连服3天。

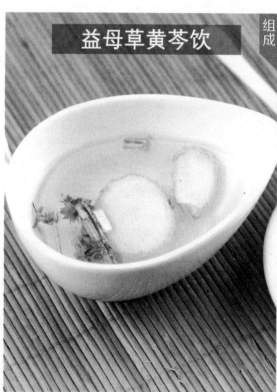

主治 月经先期，肝郁化热型。症见经行先期，量或多或少，色红或紫，乳房、胸胁、小腹胀痛，心烦易怒，口苦咽干。

月季花调经酒

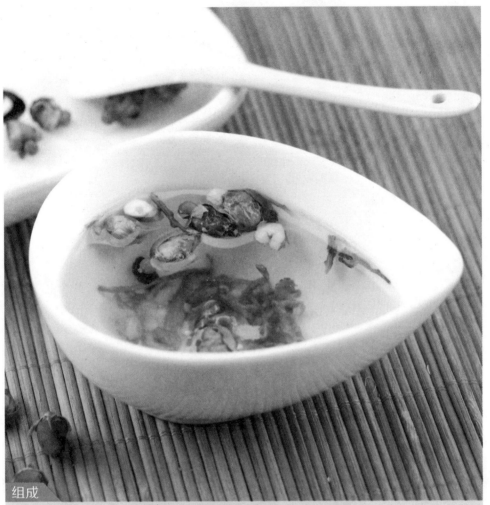

组成

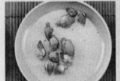

月季花 12朵

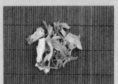

当归 15克

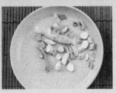

丹皮 15克

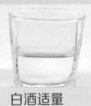

白酒适量

主治 月经先期，肝郁型。症见小腹疼痛者。

做法： 将月季花、当归、丹皮一同浸泡在白酒中24小时。

用法： 月经来潮时适量饮用。

当归 10克

熟地 10克

阿胶 10克

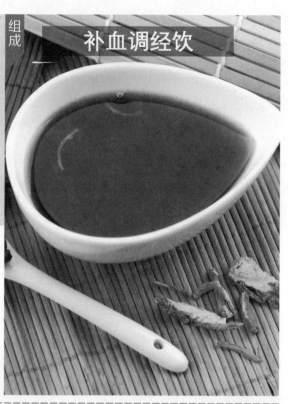

组成

补血调经饮

做法： 将当归、熟地、阿胶一同水煎，去渣，留液。

用法： 每日1剂，1日2次。

主治 月经后期，血虚型。症见经期延后，月经量少，面无血色。

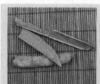
肉桂 6克

山楂肉 10克

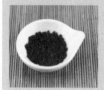
红糖 30克

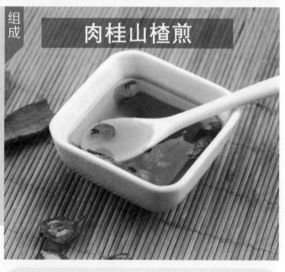

组成

肉桂山楂煎

做法： 将肉桂、山楂、红糖一同水煎，去渣，留液。

用法： 于月经前几日服，每日1次，连服5～10日。

主治 月经后期，虚寒型。症见经期延后，色淡量少，质清稀，小腹绵绵作痛，喜热敷。

加味羊肉汤

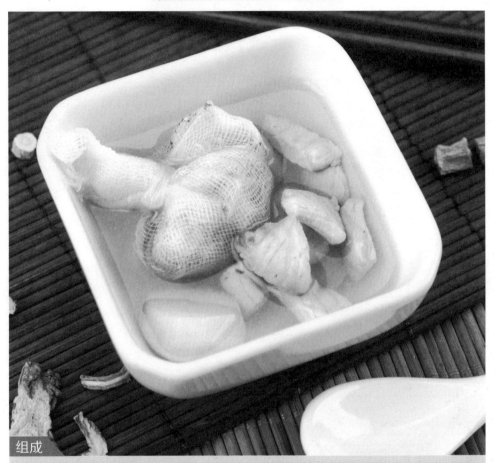

组成

羊肉 500克

黄芪 25克

党参 25克

当归 25克

生姜 50克

做法：将羊肉洗净切块，生姜洗净切丝；用医用纱布包好黄芪、党参、当归；在砂锅中加适量水，放入药包、羊肉块、姜丝，以大火煮沸，改小火煮2小时；去药包，调味服食。

用法：于月经过后，每日1次，连服3~5日。

主治 月经后期，气虚型。症见经期延后，色黯量少，小腹冷痛，得热则减。

黄芪红枣粥

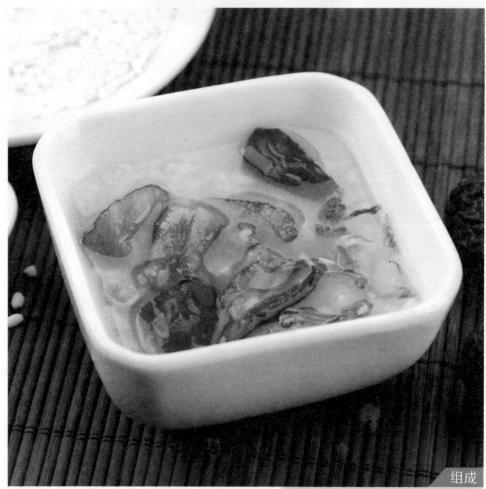

组成

做法： 把红枣洗净，去核；与黄芪、当归水煎取汁；粳米淘洗干净，加适量水煮粥；粥将熟时调入药汁，再煮片刻即可。

用法： 温热服食，每日1剂。经前10天开始服用。

主治 月经不调，血虚型。症见头晕眼花，心悸少寐，面色萎黄。

黄芪 20克

当归 10克

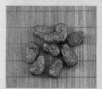

红枣 5枚

粳米 50~100克

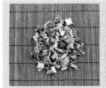
益母草 30~60克

鸡蛋 2枚

组成

益母草煮鸡蛋

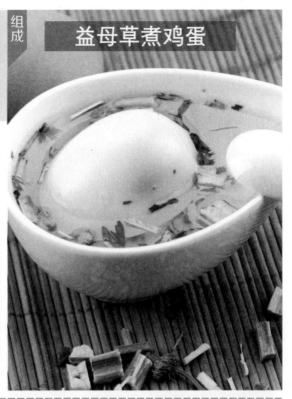

做法：益母草和鸡蛋加水同煮，蛋熟后去蛋壳再煮片刻，去药渣，吃蛋喝汤。

用法：于月经前，每日1剂，1日1次，连服数日。

主治 月经先期，肝郁化热型。症见经行先期，量或多或少，色红或紫，或挟有瘀块，小腹胀痛，心烦易怒。

黄芪当归膏

组成

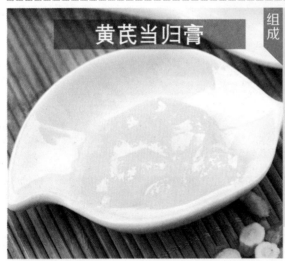

黄芪 100克

当归 20克

蜂蜜 100毫升

做法：把黄芪、当归加水熬煮成浓汁300毫升，加蜂蜜收膏。

用法：每服20克，每日3次，连服数日。

主治 月经后期，气虚血虚型。症见经期延后，量少色淡，质清稀，头晕眼花，气短乏力，心悸少寐。

鸡血藤膏滋

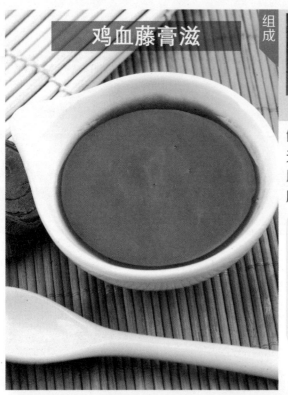

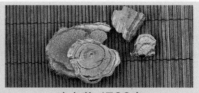

组成

鸡血藤 1500克

做法： 将鸡血藤加适量水，煎1天1夜出锅，将药汁过滤收膏。

用法： 每次服用15克，开水化服，每日2次。

主治 月经后期，血虚型。症见经期延后，量少色淡，质清稀，头晕眼花或心悸少寐，面色苍白或萎黄。

归参浸酒

组成

当归 30克

党参 20克

甜酒 500毫升

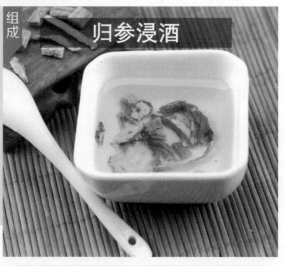

做法： 将当归、党参浸泡甜酒中7天。

用法： 于月经后，每日2次，每次饮30克，连服6~7日。

主治 月经后期，气血两虚型。症见经期延后，色黯量少，小腹冷痛，得热则减。

红花酒

组成

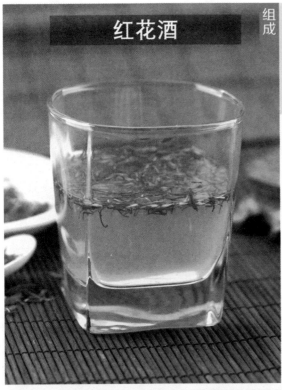

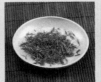
红花 100克

白酒 500毫升

做法： 将红花浸泡白酒中7天。

用法： 每服10克，1日2次，连服5~6日。

主治 月经后期，寒凝气滞型。症见量少色暗有块，小腹胀甚而痛。

玫瑰花茶

组成

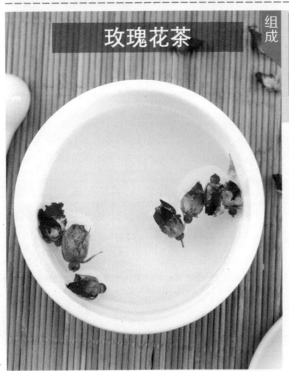

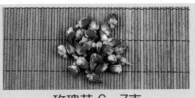
玫瑰花 6~7克

做法： 沸水冲泡。

用法： 代茶常饮。

主治 月经先后不定期，肝郁型。症见经期或前或后，经量或多或少，经行不畅。

月季花 50克　蒲黄 9克

米酒适量

组成

月季蒲黄酒

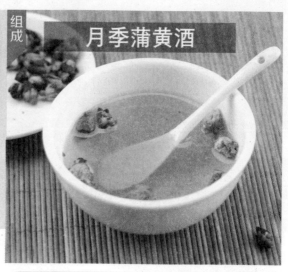

做法：将月季花、蒲黄、米酒加适量水，水煎30分钟。

用法：每日1次，月经前连服数日。

主治 月经先后不定期，肝郁型。症见经量或多或少，经行不畅，胸胁、乳房、少腹胀痛，胸闷不舒，时欲叹息，郁郁不乐。

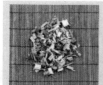

益母草 15克

陈皮 10克

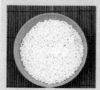

粳米 100克

组成

益母草粥

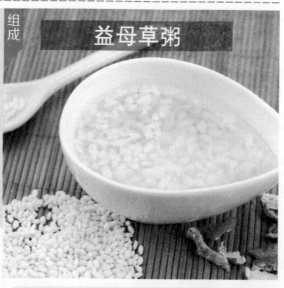

做法：将益母草、陈皮水煎，去渣，取汁；将粳米洗净，加入煎汁中熬煮成粥。

用法：月经前1周连续服用。

主治 月经不调，血虚型。症见头晕眼花，心悸少寐，面色萎黄。

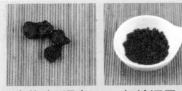

乌梅肉 15克　　红糖适量

乌梅糖水

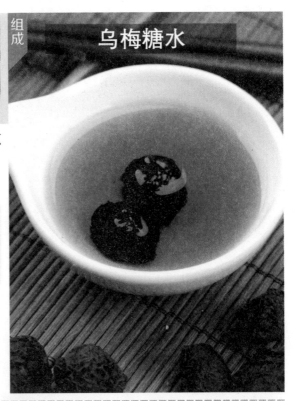

做法： 将乌梅肉和红糖加500克水，煎至300克，去渣，取汁。

用法： 每日2次，连服数日。

主治 月经过多，气虚型。症见月经量多，色淡质薄，清稀如水。

香附炭胶

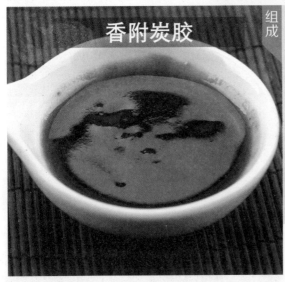

香附 20克

蒲黄炭 40克

阿胶 20克

做法： 香附炒黑，烘干，研末；阿胶熔化；将香附、阿胶、蒲黄炭一起加水，熬成膏状。

用法： 每日2次分服。

主治 月经过多，气虚型。症见月经量多，色淡质薄，清稀如水，腹痛者。

黄芩煎

组成

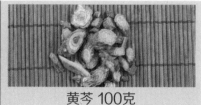

黄芩 100克

做法： 将黄芩加水煎30分钟，去渣，取汁。

用法： 每日2次分服。

主治 月经过多，血热型。症见经来量多，色深红或紫红，腰腹胀痛，心烦口渴，尿黄便结，舌质红，苔黄，脉滑数。

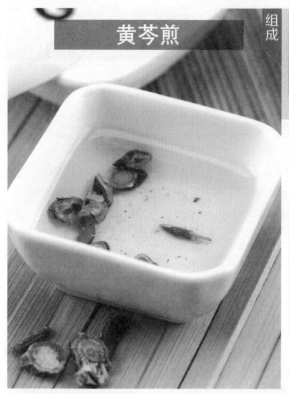

组成

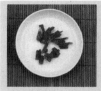

阿胶30克　糯米 50克

阿胶糯米粥

做法： 糯米淘洗干净，加水煮粥；粥将熟前加阿胶拌匀，再煮15分钟即成。

用法： 于月经期间，早、晚服食。

主治 月经过少，血虚型。症见月经量少，色鲜红或淡红，腰膝酸软，足跟痛，或头晕耳鸣。

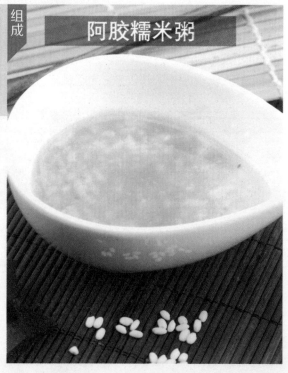

木耳红枣汤

组成

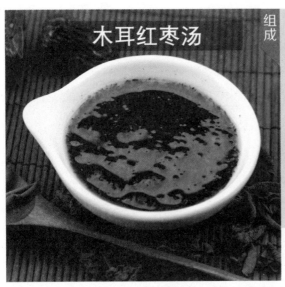

木耳 30克

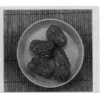
红枣 10枚

红糖 20克

做法: 将木耳、红枣、红糖一同加水,煮40分钟即成。

用法: 于月经期间每日1次,连服5～10日。

主治 月经过少,血虚型。症见经来量少色淡,或点滴即净,小腹空痛;头晕眼花,舌淡苔薄,脉细弱。

木耳核桃肉

组成

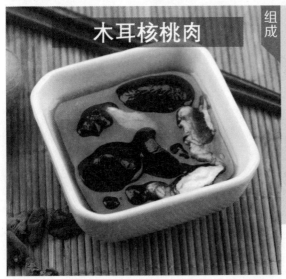

木耳 30克

核桃肉 30克

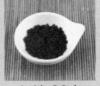
红糖 30克

做法: 将木耳洗净撕小片;核桃去壳取肉;将木耳、核桃肉、红糖一同加水,煮40分钟即成。

用法: 每日2次分服,连服7日。

主治 月经过少,血虚型。症见经来量少色淡,或点滴即净,小腹空痛。

益母草红糖饮

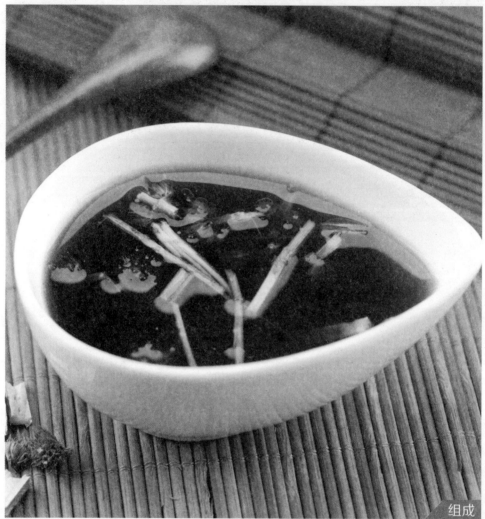

做法： 将益母草和红糖放入砂锅，加水300毫升，煎至200毫升出锅，装碗即成。

用法： 于月经过后连服3~5次。

主治 月经过少，血瘀型。症见经来量少，色紫黑有块，小腹胀痛拒按，血块排出后其痛减轻。

组成

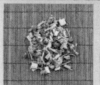
益母草 60克

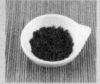
红糖 50克

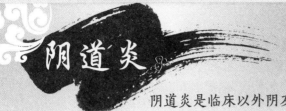

阴道炎

阴道炎是临床以外阴及阴道痛痒不堪，甚或痛痒难忍为主要表现的疾病。中医称为"阴痒"。

1. 滴虫性阴道炎：阴道分泌物增多，白带呈灰黄色泡沫状，质稀薄，有腥臭味；当感染严重时伴有血性或脓性分泌物，外阴及阴道瘙痒，有虫爬感，检查时阴道壁可见红色草莓状突起或出血点，以穹隆部较为明显。

2. 霉菌性阴道炎：外阴瘙痒为主要症状，多自小阴唇内侧开始，以后蔓延到外阴部，瘙痒严重时若抓破表皮易成浅表溃疡，有灼痛感。急性期白带不多，以后渐增加，白带呈豆渣样或水样。检查时可见小阴唇两侧黏膜及阴道壁上有乳白色片状伪膜覆盖，擦去后可见黏膜充血、水肿。

辨证分型

1	肝经湿热型	症见阴部瘙痒，甚则坐卧不安，带下量多色黄如脓，或呈泡沫米泔样，腥臭，胸闷不适，纳谷不香，舌苔黄腻。
2	肝肾阴虚型	症见阴部干涩，灼热痛痒，兼见带下量少色黄，甚则有血样，时有烘汗出，腰酸耳鸣。舌红少苔，脉细数无力。

小贴士

✓ 宜吃食物

宜吃高蛋白有营养的食物；宜吃维生素和矿物质含量丰富食物；宜吃高热量易消化食物。

🚫 忌吃食物

忌吃油腻难消化食物；忌吃油炸、熏制、烧烤、生冷、刺激食物；忌吃高盐高脂肪食物。

车前子苦参汤

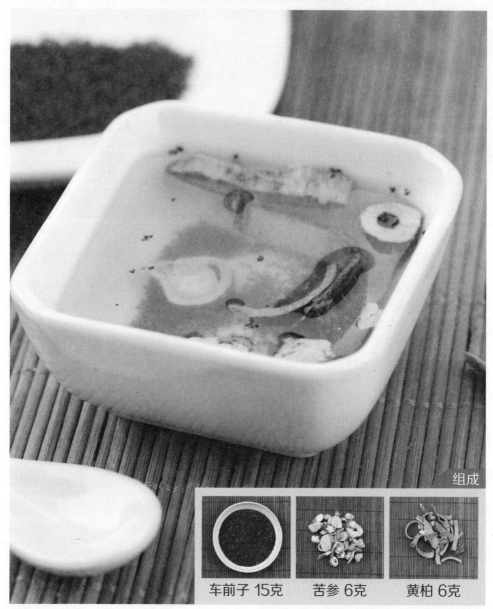

组成

车前子 15克	苦参 6克	黄柏 6克

主治 阴道炎，肝经湿热型。症见阴部瘙痒，坐卧不安，带下量多，舌苔黄腻。

做法： 将车前子、苦参、黄柏加水煎30分钟，去渣，服汁。

用法： 每日1剂，1日2次。也可用来冲洗阴道。

苦杏仁糊

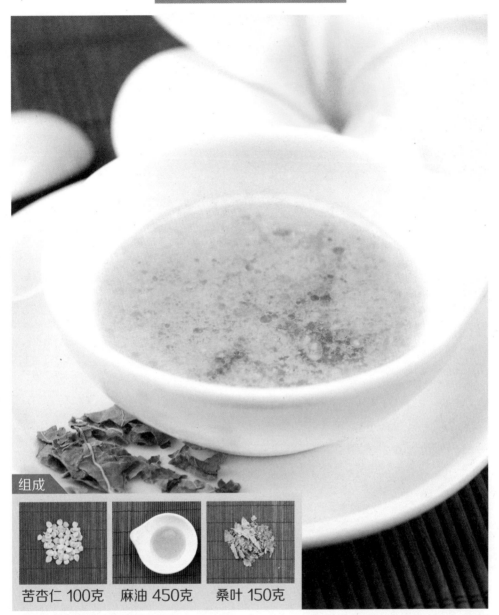

组成

苦杏仁 100克	麻油 450克	桑叶 150克

做法： 将苦杏仁炒干研成粉末；用麻油调成糊状；桑叶水煎取汁。

用法： 每冲洗患处，然后用杏仁油擦拭。

主治 阴道炎，肝肾阴虚型。症见外阴瘙痒较甚，干涩，灼热，舌红少苔。

紫花地丁浴

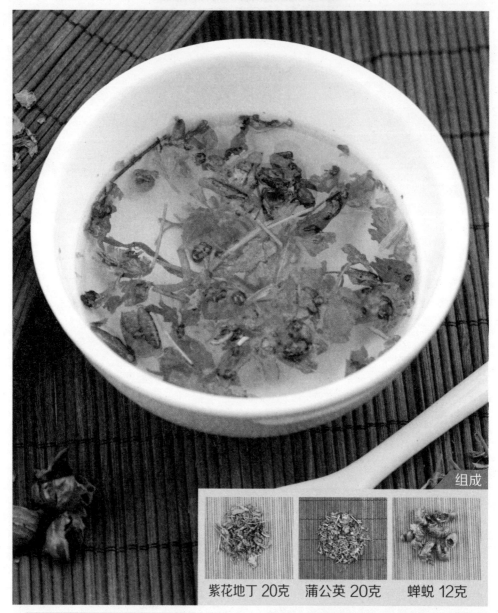

组成

紫花地丁 20克　蒲公英 20克　蝉蜕 12克

主治 阴道炎，热毒型。症见阴部干涩，甚则溃疡，灼热痛痒。

做法： 将紫花地丁、蒲公英、蝉蜕放入砂锅，加水，烧沸转小火5分钟，过滤，取药汁，倒入盆内。

用法： 冲洗阴部，每日1次，每次30分钟。

附件炎又称输卵管卵巢炎，因其炎症波及输卵管，并继续扩展引起卵巢炎，由于输卵管与卵巢合并发炎，故称为输卵管卵巢炎。本病多发生于生育期年龄，有急慢性之分。中医认为感受邪毒，湿热蕴结，营卫不和，气血凝滞而致发热、腹痛、带下增多等症。西医认为本病的发生是月经期、流产后的感染，或输卵管邻近器官炎症病变的波及而引起。

小贴士

✓ 宜吃食物

1. 摄取足够的蛋白质：多吃瘦肉类、蛋、豆腐、黄豆等高蛋白食物，以补充经期所流失的营养素、矿物质，提高免疫力。

2. 多吃高纤维食物：如蔬菜、水果、全谷类、全麦面、糙米、燕麦等食物。摄入足够的高纤维食物，可促进动情激素分泌，增加血液中镁的含量，可调整月经和镇静神经。这是附件炎的饮食中最为重要的。

3. 食钙质丰富食品：即将面临更年期附件炎的女性朋友，应多摄取牛奶、小鱼干等。

4. 含铁量多的食物：月经量较多的附件炎女性朋友，应多摄取菠菜、蜜枣、红菜(汤汁是红色的菜)、葡萄干等含铁量多的食物，以利补血。

茯苓粳米粥

组成

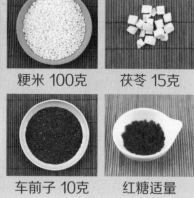

粳米 100克   茯苓 15克

车前子 10克   红糖适量

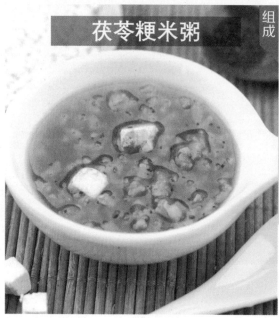

做法： 将茯苓、车前子包入纱布内制成药包；粳米淘洗干净；药包和粳米放入锅内，加水，熬煮成粥，至熟，加适量红糖调匀即成。

用法： 分顿食用。

主治 健脾益气，祛湿。

马齿苋公英粥

组成

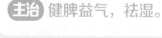

马齿苋 15克   蒲公英 15克

粳米适量

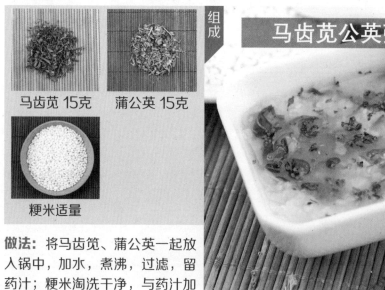

做法： 将马齿苋、蒲公英一起放入锅中，加水，煮沸，过滤，留药汁；粳米淘洗干净，与药汁加适量水熬煮成粥即成。

用法： 分顿食用。

主治 清热解毒。

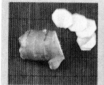

生姜 15克　艾叶 10克

鸡蛋 2枚

组成

生姜艾叶煮鸡蛋

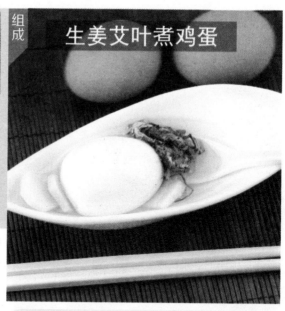

做法： 将生姜、艾叶与生鸡蛋一起放入适量清水中煮熟；鸡蛋去壳，再放回汁中煮10分钟即可。

用法： 食蛋饮汤。

主治 温经通络，散寒止痛。适用于附件炎、慢性盆腔炎等疾病。

薏苡仁粥

组成

薏苡仁适量　白糖适量

做法： 将薏苡仁洗净后放入锅中加适量清水，置大火上烧沸；再用小火煨熟，加白糖调味即可。

用法： 分顿食用。

主治 适用于白带多、下腹隐痛者食用。

山楂酒

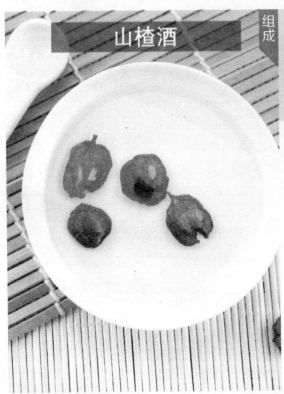

组成

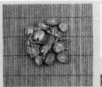

干山楂片 200克　白酒 300毫升

做法： 将干山楂放入广口瓶中，加白酒浸泡7天即可。

用法： 根据自己的酒量饮用，每日2次。

主治 适用于带下量多且色黄者服用。

组成

双花饮

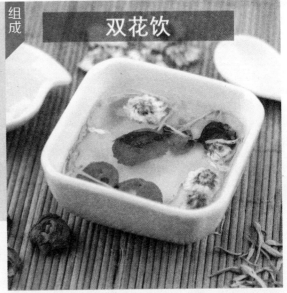

金银花 10克　菊花 10克

山楂 10克　蜂蜜 15～30克

做法： 将金银花、菊花、山楂一起入锅内，加清水适量，煎取1碗汁；再兑入蜂蜜调匀即可。

用法： 慢慢饮用。

主治 适用急性盆腔炎引起的附件炎。

宫颈炎

宫颈炎分可分为急性和慢性两种，临床上以慢性宫颈炎多见。宫颈炎主要表现为白带增多，呈黏稠的黏液或脓性黏液，有时可伴有血丝或夹有血丝。相当于中医学的"带下病"范畴。

◎ 小贴士

★ 宫颈炎饮食

✓ 宫颈炎吃哪些食物对身体好

1. 感染、溃疡宜吃荠菜、螺蛳、针鱼、泥鳅、鲫鱼、金针菜、油菜、芋艿、绿豆、赤豆、马兰头。

2. 瘙痒宜吃苋菜、白菜、芥菜、芋艿、海带、紫菜、鸡血、蛇肉、穿山甲。

3. 宜多食滋阴养液之品，如菠菜、小白菜、藕、梨、西瓜、香蕉、葡萄、海参、甘蔗、百合等。

4. 宜食凉血解毒食物。如绿豆、粳米、黄瓜、苦瓜、马齿苋、绿茶等。

🚫 宫颈炎最好不要吃哪些食物

1. 忌甜腻厚味食物：过于甜腻的食物如糖果、奶油蛋糕、八宝饭、糯米糕团、猪油及肥猪肉、羊脂、蛋黄，这些食物有助湿的作用，会降低治疗效果，使病情迁延难治。

2. 忌饮酒：酒属温热刺激性食物，饮酒后会加重湿热，使病情加重。

3. 忌食辛辣煎炸及温热性食物：辛辣、煎炸食物如辣椒、茴香、花椒、洋葱、芥末、烤鸡、炸猪排等；温热食物如牛肉、羊肉、狗肉等均可助热上火，加重病情。

4. 忌海腥河鲜发物：海鱼、螃蟹、虾、蛤蜊、毛蚶、牡蛎、鲍鱼等水产品均为发物，不利于炎症消退。

马齿苋煮蛋液

组成

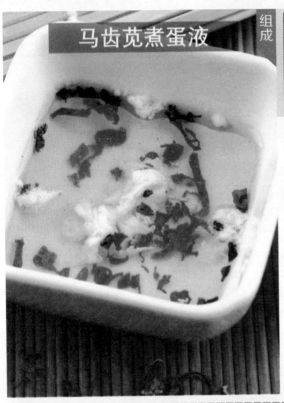

鸡蛋液 3个

鲜马齿苋 60克

做法： 将马齿苋洗净；与鸡蛋液一起，加适量水炖熟。

用法： 温食，每日2次。

主治 适用于湿热蕴盛型宫颈炎。

蒸胡椒鸡蛋

组成

鸡蛋 1枚

白胡椒 10粒

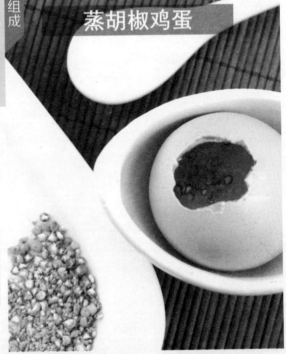

做法： 将胡椒洗净、焙干、研细末；在鲜鸡蛋上开一小孔，将胡椒末放入蛋内；再用纸封住小孔，小火隔水蒸熟即可。

用法： 去壳食鸡蛋。

主治 温中健脾，化湿止带。适用于慢性宫颈炎。

鲫鱼薏苡仁汤

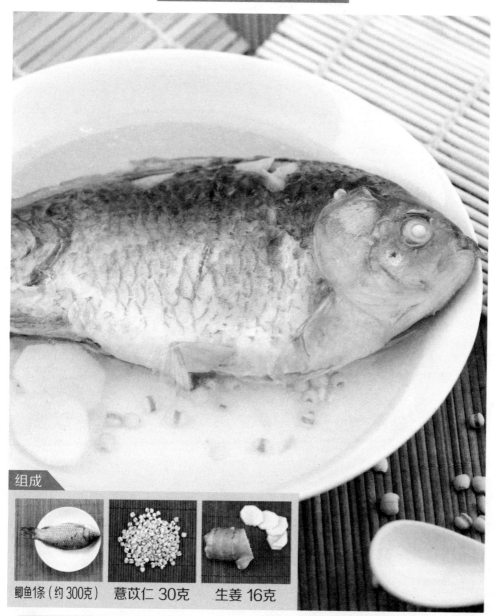

组成

鲫鱼1条（约300克） 薏苡仁 30克 生姜 16克

主治 健脾利水，去湿止带。适用于脾虚湿胜型慢性宫颈炎。

做法： 将鲫鱼去内脏，洗净；将生姜洗净，切片；薏苡仁炒黄，洗净与鱼、姜一起入锅，加适量清水，大火煮沸后用小火煨约2小时，调味即可。

用法： 佐餐食之。

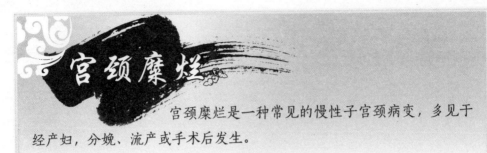

宫颈糜烂

宫颈糜烂是一种常见的慢性子宫颈病变，多见于经产妇，分娩、流产或手术后发生。

小贴士

★ 宫颈糜烂日常护理

1. 注意各关键时期的卫生保健：因为很多女性非常容易感染此病，所以一定要注意卫生保健，尤其是经期、妊娠期及产后期。

2. 保持外阴清洁：保持外阴清洁是非常必要的，而且应定期去医院做检查，做到早发现、早治疗，同时避免不洁性交。

★ 宫颈糜烂日常饮食

1. 忌吃辣：辛辣温热、刺激性强的食品，会加重盆腔充血、炎症，或造成子宫肌肉过度收缩，而使症状加重。所以像辣椒、胡椒、大蒜、葱、姜、韭菜、鸡汤、榴梿及辛辣调味品等，应该尽量少吃或不吃。

2. 禁食桂圆、红枣、阿胶、蜂王浆等热性、凝血性和含激素成分的食品。

3. 多食瘦肉、鸡肉、鸡蛋、鹌鹑蛋、草鱼、甲鱼、白鱼、白菜、芦笋、芹菜、菠菜、黄瓜、冬瓜、香菇、豆腐、水果等。

黄柏蒲黄五倍散

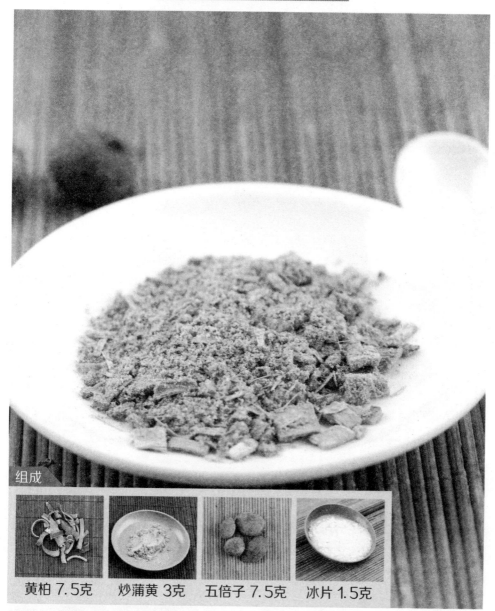

组成

黄柏 7.5克	炒蒲黄 3克	五倍子 7.5克	冰片 1.5克

做法： 上药共研细末，装瓶备用。

用法： 先用1%绵茵陈煎剂冲洗阴道并拭干，再将上药粉喷洒于子宫口糜烂处，以遮盖糜烂面为度（如果阴道松弛者可放入塞子，保留24小时，自行取出）。隔日冲洗喷药1次，10次为1个疗程，治疗期间禁止性生活。

主治 宫颈糜烂。

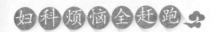

牡丹皮蒲公英汤

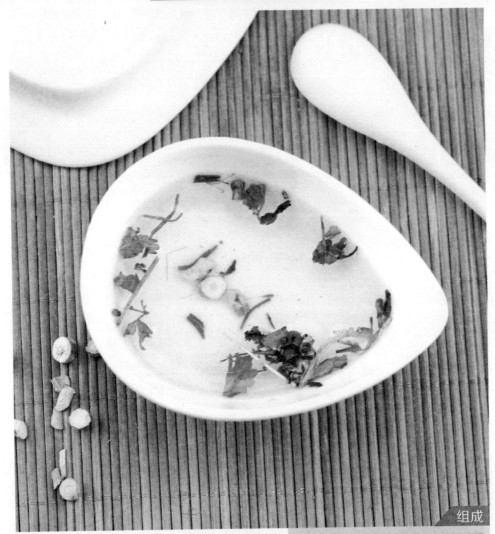

做法： 将右药加水没过药面煮沸45分钟，倾出煎液；再另加水没过药面复煎，煮沸1小时；然后将两次煎液浓缩成1500毫升，分装小瓶备用。

用法： 先用窥阴器扩张阴道，干棉球拭净宫颈黏液后，将棉球在上述药液中浸湿，贴覆于宫颈糜烂面。每日1次，10次为1个疗程。

组成

牡丹皮 1000克

蒲公英 500克

主治 宫颈糜烂。

外阴炎

外阴部皮肤或黏膜发炎时统称外阴炎，它可分为急性和慢性感染两种：急性期表现为外阴肿胀、充血，继之糜烂及溃疡形成，伴有外阴痒痛灼热感，排尿时疼痛加重；慢性期表现为外阴皮肤增厚，粗糙或有皲裂、瘙痒。本病中医学属"带下""阴痒""阴疮"等范畴。

◎ 小贴士

✓ 宜吃食物

1.多吃一些含蛋白质和糖类丰富的食物。例如：牛奶、豆浆、蛋类、肉类等。

2.多饮水，多吃新鲜的水果和蔬菜。如苹果、梨、香蕉、草莓、猕猴桃、白菜、油菜、香菇、紫菜、海带等。

⊘ 忌吃食物

1.禁食发物。如鱼类、虾、蟹、鸡头、猪头肉、鹅肉、鸡翅、鸡爪等，食后会加重阴部的瘙痒和炎症。

2.尽量少吃辛辣、刺激性食物。例如：洋葱、胡椒、辣椒、花椒、芥菜、茴香等。

3.避免吃油炸、油腻的食物。如油条、奶油、黄油、巧克力等，这些食物有助湿增热的作用，会增加白带的分泌量，不利于疾病的治疗。

4.戒烟戒酒。烟酒刺激性很强，会加重炎症。

★ 日常护理

本病易于传播，治疗后也易复发，必须重视预防。

1.加强卫生宣教，注意个人卫生。

2.公共浴室应设淋浴，浴盆、浴垫等用具要消毒，公共厕所以蹲式为宜，严格管理好游泳池，有滴虫者必须治愈后方能入池。

3.患者家属也应作检查，发现有滴虫者，应及时治疗。

4.妇科检查用具应严格消毒，避免交叉感染。

白菜绿豆芽饮

组成

 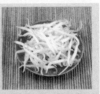

白菜根茎 1棵　　绿豆芽 30克

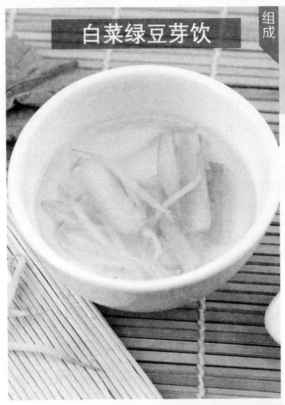

做法：将白菜根茎洗净切片，绿豆芽洗净，一同放入锅内；加水适量，煎煮15分钟，去渣取汁。

用法：不拘时间，代茶频饮。

主治 适用于肝经湿热型外阴炎。

组成

老丝瓜 1段　　白糖少许

丝瓜饮

做法：将老丝瓜洗净切片，放入锅内；加水适量，煎煮5分钟；去渣取汁，调入白糖。

用法：代茶频饮。

主治 适用于肝经湿热型外阴炎。

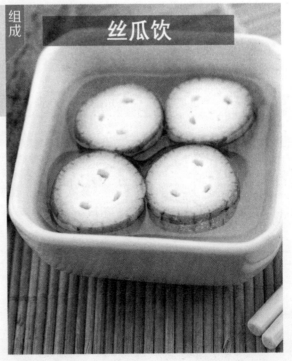

赤小豆无花果饮

组成

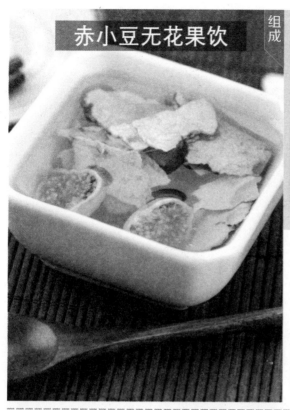

赤小豆 50克

无花果 50克

土茯苓 50克

做法： 将赤小豆、无花果、土茯苓放入锅内，加水适量，煎煮15分钟，去渣取汁。

用法： 每日分2次服。

主治 适用于阴虚内热型外阴炎。

茱萸粳米粥

组成

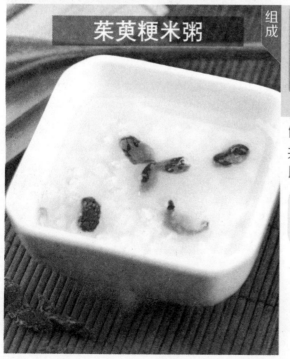

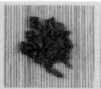
茱萸 20克　　粳米 100克

做法： 将茱萸、粳米加水适量，共煮成粥。

用法： 可常服。

主治 阴虚内热型外阴炎。

组成 **莲子枸杞酿猪肠**

莲子 50克　　枸杞 50克

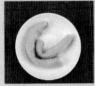

猪小肠两段　　鸡蛋两枚

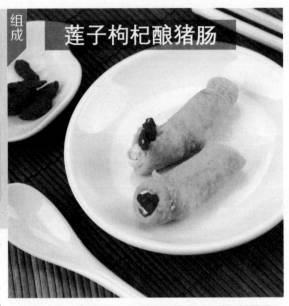

做法： 先将猪小肠洗净，然后将浸过的莲子、枸杞和打散的鸡蛋混合后放入猪肠内，两端用线扎紧，加水适量炖煮，待猪肠煮熟后切片食用。

用法： 每日分3次食用。

主治 健脾祛湿，主治外阴炎引起的外阴肿痛。

组成 **山药薏苡仁粥**

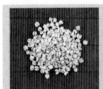

薏苡仁 30克　　山药 30克

莲子 30克

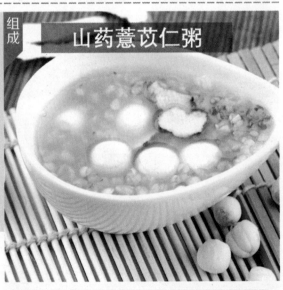

做法： 将薏苡仁、山药、莲子分别洗净，一起放入锅内，加水适量，先用大火煮沸后，用小火煮1小时，成粥后即可调味食用。

用法： 每日1次，连服7天。

主治 健脾祛湿。主治外阴炎引起的外阴肿痛。

外阴瘙痒

外阴瘙痒是由多种原因引起的一种症状，是妇科疾病中较常见的症状之一，但也可发生于外阴完全正常者，一般多见于中年妇女。当瘙痒加重时，患者多坐卧不安，以致影响生活和工作。

小贴士

✔ 宜吃食物

1. 多吃一些含蛋白质和糖类丰富的食物。例如：牛奶、豆浆、蛋类、肉类等。

2. 多饮水，多吃新鲜的水果和蔬菜。如苹果、梨、香蕉、草莓、猕猴桃、白菜、油菜、香菇、紫菜、海带等。

3. 宜食凉血解毒食物。如绿豆、粳米、黄瓜、苦瓜、马齿苋、绿茶等。

🚫 忌吃食物

1. 禁食发物。如鱼类、虾、蟹、鸡头、猪头肉、鹅肉、鸡翅、鸡爪等，食后会加重阴部的瘙痒和炎症。

2. 尽量少吃辛辣、刺激性食物。例如：洋葱、胡椒、辣椒、花椒、芥菜、茴香等。

3. 避免吃油炸、油腻的食物。如油条、奶油、黄油、巧克力等，这些食物有助湿增热的作用，会增加白带的分泌量，不利于疾病的治疗。

4. 戒烟戒酒。烟酒刺激性很强，会加重炎症。

★ 日常护理

1. 注意经期卫生，保持外阴清洁干燥，切忌搔抓。

2. 不要用热水洗烫，忌用肥皂。有感染时用高锰酸钾液坐浴，但严禁局部擦洗。

3. 衣着特别是内裤要宽松透气。忌酒及辛辣或过敏食物。

莲子煮蚌肉

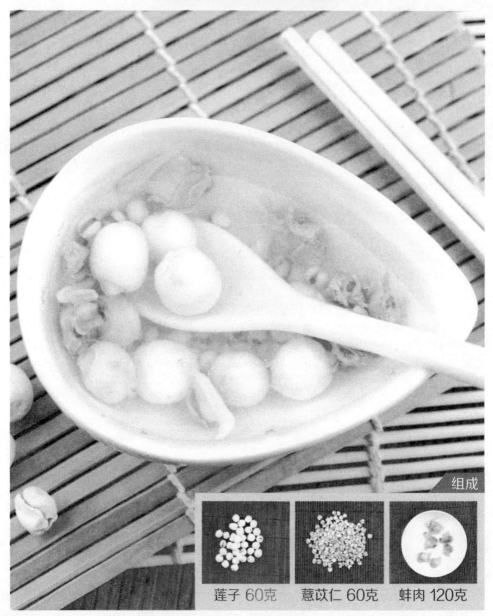

组成

莲子 60克	薏苡仁 60克	蚌肉 120克

做法：莲子先去皮、芯，薏苡仁共洗净，蚌肉切薄片，共置锅内，加水750毫升，文火煮1小时，即可服用。

用法：治疗期间，饮食中应注意避免葱、姜、蒜、椒等刺激性食物，以防加重瘙痒。一般7~10次即可见效。

主治 适用于外阴瘙痒。

绿豆海带粳米粥

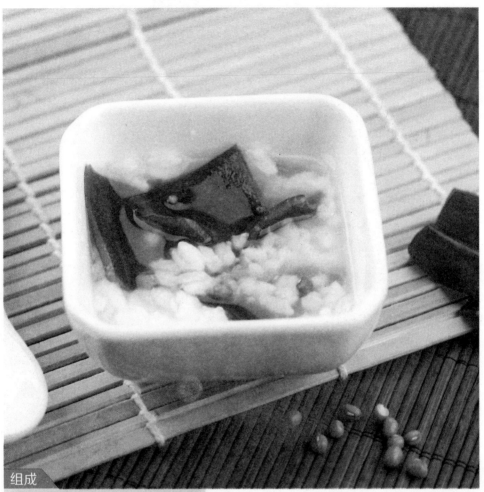

组成

绿豆 30克

海带 30克

白糖适量

粳米 100克

做法：先将海带洗净切碎；绿豆浸泡半天；粳米淘洗干净，共煮为粥。将熟时加入白糖调味即成。

用法：每日早晚服用，宜连续食用7～10天。

主治 清热解毒，利水泄热。适用于阴部瘙痒。

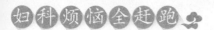

牛奶荷包蛋

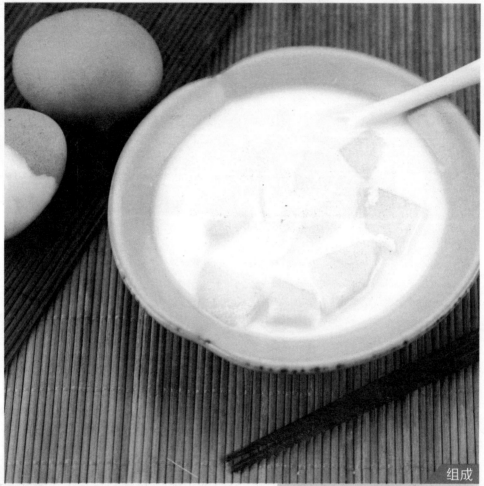

组成

做法: 将鸡蛋磕入沸水锅内煮成荷包蛋,捞出放置碗内;将苹果去皮、核,切成小丁,与白糖、牛奶同放入锅中煮沸,倒入盛有荷包蛋的碗中即成。

用法: 每日早晚各1次。

主治 对防治外阴瘙痒有益。

鸡蛋 2枚

苹果半个

白糖 20克

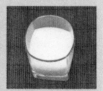
牛奶 150毫升

猪肉拌双丝

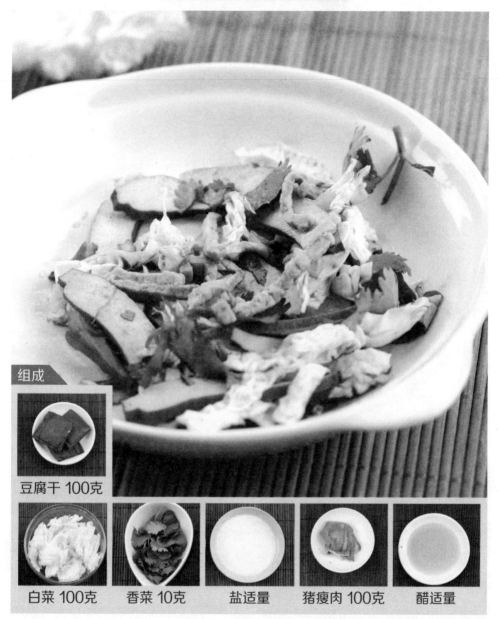

组成

豆腐干 100克

白菜 100克　　香菜 10克　　盐适量　　猪瘦肉 100克　　醋适量

主治 清凉去火。适用于外阴瘙痒。

做法： 将猪瘦肉、豆腐干切丝，用开水焯透捞起，沥干；白菜切丝放入盘内，再依次放入豆腐干丝、肉丝、香菜，拌匀即可。

用法： 佐餐食用。

慢性盆腔炎

慢性盆腔炎是指妇女的内生殖器及其周围的结缔组织、盆腔腹膜发生的慢性炎症。一般为急性盆腔炎未能彻底治愈，或因体质较差、抵抗力低下、病程缠绵或反复感染所致。但相当多的患者无急性盆腔炎的病史，而常有流产、分娩、宫腔内不洁操作，或经期、产褥期性交史。本病是导致不孕的常见原因之一。在中医学中，盆腔炎为"热疝""带下"等病症范畴。

⊙ 小贴士

★ 办公一族应警惕慢性盆腔炎来扰

如今的办公族们在座位上坐着的时间非常长，缺乏必要的运动，而这往往成为慢性盆腔炎来扰的根源。医生说，缺乏运动锻炼，尤其是缺乏下腹部的运动锻炼，已经成为都市职业女性最常见的现象，运动的缺失会导致盆腔的血液回流不畅，逐渐出现慢性盆腔充血，从而导致慢性盆腔炎的发生。

因此，建议都市办公族们应合理安排生活，为健身留出一定的时间，多运动不仅能够防止慢性盆腔炎的发生，其实许多妇科疾病的发生都与缺少运动有关。俗话说，生命在于运动，当然健康也离不开运动。

★ 日常护理

1. 女性应保持会阴部清洁、干燥，每晚用清水清洗外阴，专人专盆专用。如无外阴阴道的炎症，忌用各种消毒剂、清洁剂清洗外阴。应选择棉质、宽松内裤，紧身内裤不宜长久穿着。

2. 女性朋友应注意，如有外阴阴道不适、白带异常，应及时就诊，遵医嘱治疗。既不要精神紧张，如临大敌，也不要掉以轻心，忽视不治。下腹部的疼痛、坠胀、沉重感有可能是慢性盆腔炎的征兆，应及早进行必要的检查。

荔枝核蜜饮

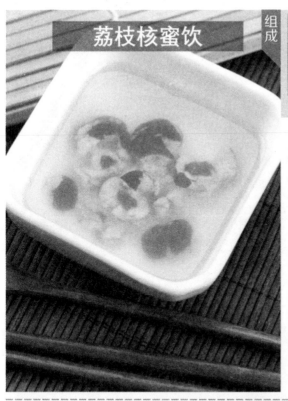

组成

荔枝核 30克

蜂蜜 20毫升

做法： 荔枝核敲碎后放入砂锅，加水浸泡片刻，煎煮30分钟，去渣取汁，趁温热调入蜂蜜，拌和均匀，即可。

用法： 早晚2次分服。

主治 理气，利湿，止痛。适用于各类慢性盆腔炎，下腹及小腹两侧疼痛，不舒，心情抑郁，带下量多。

组成

马齿苋煮鸡蛋

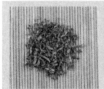

马齿苋 60克

鸡蛋 1枚

做法： 先将马齿苋洗净，捣烂取汁；再将鸡蛋去壳，加适量水，煮熟，加入马齿苋汁即成。

用法： 每日1次，每次食1蛋。

主治 适用于慢性盆腔炎。

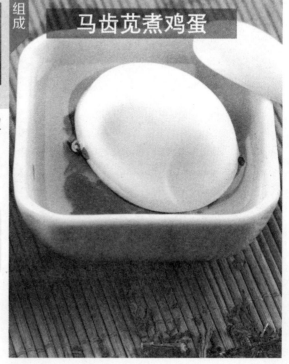

组成

枸杞当归猪肉汤

枸杞子 20克　　当归 20克

瘦猪肉适量

做法：枸杞子、当归与猪肉煮汤，调味。
用法：吃肉饮汤。

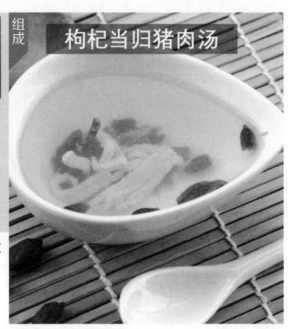

主治 适用于慢性盆腔炎。

核桃仁栗子饮

组成

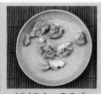

核桃仁 30克　　栗子 30克

白糖适量

做法：将栗子炒熟，去壳，与核桃仁一起捣成泥，加入白糖拌匀，用沸水冲调。
用法：日常食用。

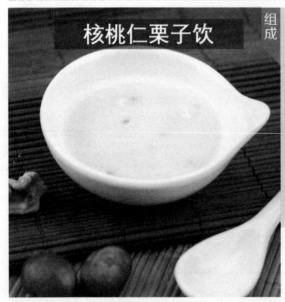

主治 适用于慢性盆腔炎。

冬瓜子槐花粥

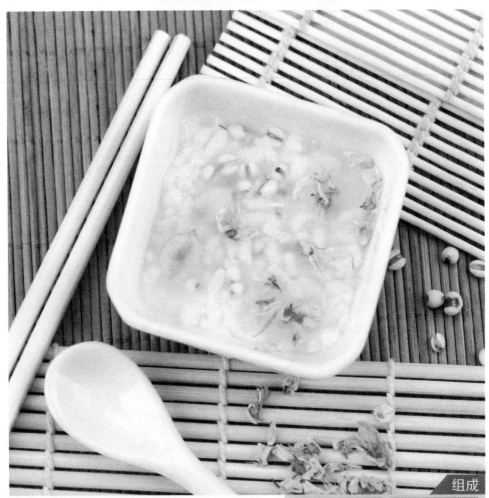

做法： 先把冬瓜子和槐花加水煎汤，去渣后与淘洗干净的薏苡仁和粳米一同煮成粥，食用。

用法： 每日1次。连服7～8剂。

主治 适用于慢性盆腔炎。

组成

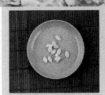

冬瓜子 20克　　槐花 9克

薏苡仁 30克　　粳米 60克

功能性子宫出血

功能性子宫出血是指异常的子宫出血，经诊查后未发现有全身及生殖器官器质性病变，而是由于神经内分泌系统功能失调所致。其症状为月经周期不规律、经量过多、经期延长或不规则出血，是一种常见的妇科疾病，简称功血。属中医学"崩漏""崩中"范畴。西医学认为功能性子宫出血可分为无排卵型功血和排卵型功血两类。

✺ 小贴士

★ 日常保健

1. 保持规律的生活节奏，做到有张有弛，避免过度劳累。

2. 注意情绪调节，避免过度紧张与精神刺激。特别是青春期少女，父母们不仅要关注女孩儿的学习状况与膳食状况，还要重视女孩儿的情绪变化，与其多沟通，了解其内心世界变化，帮助其释放不良情绪，以使其保持相对稳定的精神心理状态，避免情绪的大起大落。

3. 注意经期卫生，每日要清洗会阴部1～2次，并勤换卫生巾及内裤。

4. 注意随着天气变化加减衣服、被褥，避免过冷过热引起机体内分泌紊乱而致经期延长，出血增多。

★ 饮食宜忌

1. 宜清淡饮食，宜多食富含维生素C的新鲜瓜果、蔬菜。如菠菜、油菜、甘蓝、西红柿、胡萝卜、苹果、梨、香蕉、橘子、山楂、鲜枣等。这些食物不仅含有丰富的铁和铜，还含有叶酸、维生素C及胡萝卜素等，对治疗功能性子宫出血和辅助止血有较好的作用。

2. 避免暴饮暴食，以免损伤脾胃；忌寒凉及食刺激性食品、调味品，如辣椒、胡椒、葱、蒜、姜、酒等。因刺激性强的食品，会增加月经量。

3. 经期禁忌的食品有雪梨、香蕉、马蹄、石耳、石花、地耳等寒凉食品，肉桂、花椒、丁香、胡椒、辣椒等辛辣刺激性食品。

4. 经量过多，经期延长，会引起贫血，故应注意补充蛋白质和富铁食物。

红糖木耳饮

组成

木耳 120克(水发)　　红糖 60克

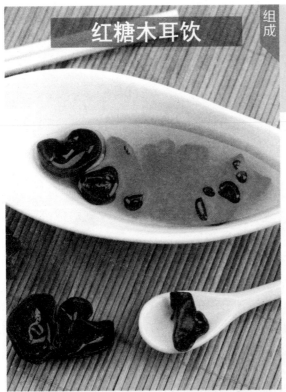

做法: 先将木耳加水煮15分钟,再加入红糖拌匀,即可食用。

用法: 1次服完,连服7天为一疗程。

主治 适用于功能性子宫出血。

组成

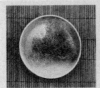

玉米须猪肉汤

玉米须 15~30克　　猪肉 250克

做法: 猪肉切丝,与玉米须加水煮,待肉熟后食肉喝汤。

用法: 每日1剂。

主治 适用于功能性子宫出血。

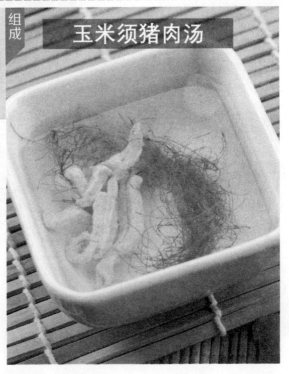

猪皮胶冻

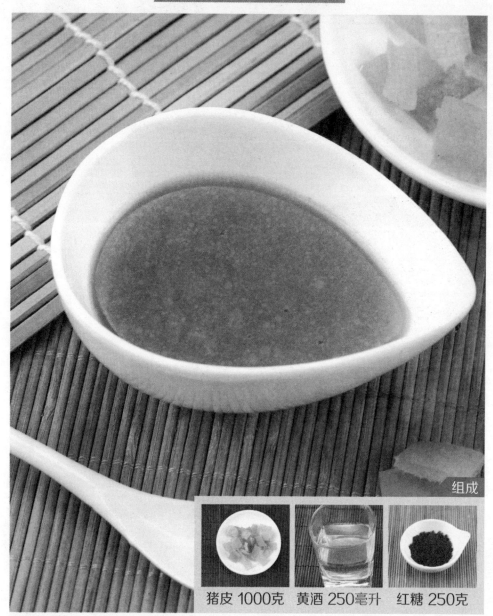

组成

猪皮 1000克　黄酒 250毫升　红糖 250克

做法： 将猪皮切成小块，放到锅内，加水适量，以小火煨炖至肉皮烂透，汁液稠黏时；加黄酒、红糖，调匀即可停火，倒入瓷盆内，冷却备用。

用法： 随量，佐餐食之。

主治 具有滋阴养血、止血作用，适用于月经过多、功能性子宫出血及一切出血症。

姜汁米酒蚌肉汤

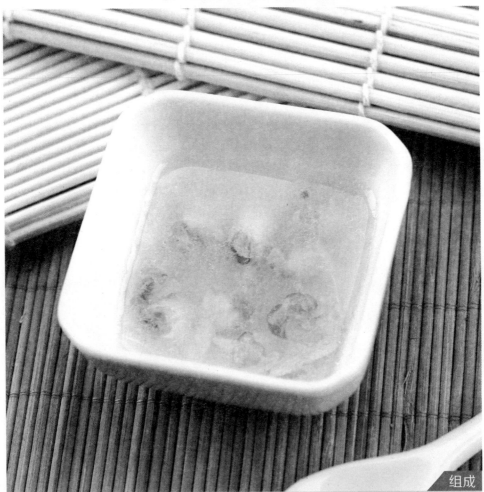

做法： 蚌肉剖洗干净；用油炒香后加入米酒、姜汁及适量清水同煮，待肉熟后再加精盐调味。

用法： 佐餐食之。

主治 具有滋阴养血、清热解毒、润肤嫩肤功效，适用于月经过多及身体虚弱症。

组成

姜汁 3~5毫升

米酒 20~30毫升

蚌肉 150~200克

精盐适量

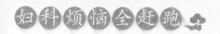

子宫内膜异位症

子宫内膜异位症（简称内异症）是指原本在子宫腔里的内膜跑到子宫腔外面去了，散落在卵巢上，就形成卵巢巧克力囊肿；散落在盆腔，就形成盆腔内异症；异位在子宫肌层就形成了子宫腺肌症。具有生长功能的子宫内膜出现在子宫腔以外的身体其他部位时称为子宫内膜异位症。异位在子宫肌层称"子宫肌腺症"，异位在卵巢称"卵巢巧克力囊肿"。

小贴士

★ 一般护理

1. 注意调整自己的情绪，保持乐观开朗的心态，使机体免疫系统的功能正常，所谓"正气内存，邪不可干"就是这个道理。

2. 要注意自身保暖，避免感寒着凉。

3. 月经期间，禁止一切激烈体育运动及重体力劳动。

4. 如果已查出患有子宫内膜异位症，卵巢巧克力囊肿直径大于7厘米以上者，在月经期或月经中期一定要注意保持情绪稳定，避免过度劳累。一旦囊腔内张力突然升高时，囊壁破裂，会形成急腹症。

5. 尽量少做人工流产和刮宫术，做好计划生育。

6. 月经期一定要做好自己的保健，注意控制自己的情绪，不要生闷气，否则会导致内分泌的改变。

7. 女孩子青春期要避免受惊吓，以免导致闭经或形成溢流。

8. 女性月经期一定要杜绝性生活。

★ 饮食宜忌

1. 饮食需多样化，营养丰富均衡；适当多吃些蔬菜和水果；适当吃些有活血化瘀作用的食物。

2. 忌食油腻食物，忌食生冷寒凉食物。

3. 减少咖啡因摄取量，汽水、茶、咖啡等所含的咖啡因似乎会加重某些妇女的疼痛，建议妇女避免咖啡因。

月季花汤

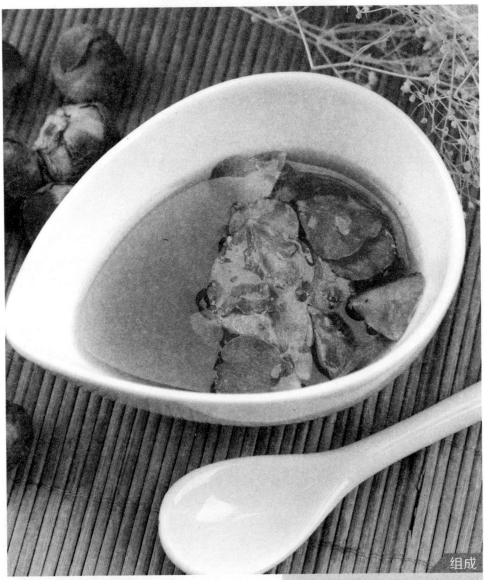

做法： 将月季花洗净，加入适量清水煎10分钟。

用法： 服用时加入红糖。

主治 适用于气滞血瘀的不孕症。

组成

月季花 15克

红糖适量

山楂红糖饮

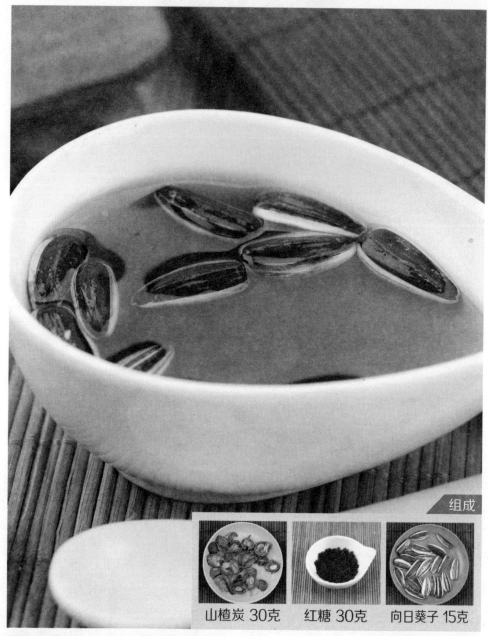

组成

山楂炭 30克　　红糖 30克　　向日葵子 15克

做法： 将山楂、红糖、向日葵子一起放入锅中，加清水煎，煎汤2小碗。

用法： 每日2次分服。

主治 适用于血瘀型痛经。

鸡蛋赤芍蒸

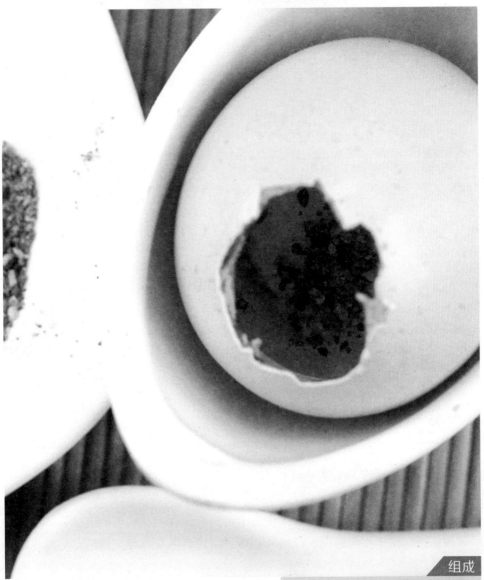

做法：鸡蛋去黄留鸡蛋清；每个鸡蛋内装赤芍末9克；放入蒸锅中蒸熟。

用法：空腹食用。

主治 活血祛瘀，理气养阴止痛。

组成

鸡蛋 2枚

赤芍 9克

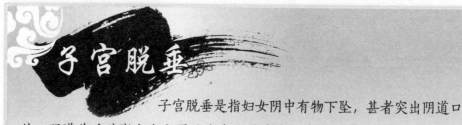

子宫脱垂是指妇女阴中有物下坠，甚者突出阴道口外，阴道前后壁膨出为主要临床表现的疾病。中医学称为阴菌、阴脱。

辨证分型

1 脾虚型 症见自觉阴部、小腹坠胀或有物堵塞阴道中，面色萎黄，神疲乏力，心悸自汗。

2 湿热型 症见脱出部位红肿疼痛，或痛兼痒、破溃流水，或夹有血性分泌物，尿短赤，白带多，臭秽质稠。

3 气虚型 症见子宫下移或脱出阴道外，劳则加剧。舌淡苔薄，脉虚细。兼见四肢无力，小腹下坠，小便频数，带下量多，质稀色白。

4 肾虚型 症见子宫下脱，舌淡红脉沉弱。可兼见腰腿酸软，小腹下坠，小便频数，头晕耳鸣。

小贴士

★ 子宫脱垂程度与预防措施

子宫沿阴道向下移位称为子宫脱垂，通常按照脱垂的程度可分为3个等级，一级为宫颈口位于坐骨棘水平以下；二级为宫颈已脱出阴道口外，而宫体或部分宫体仍在阴道内；三级为宫体、阴道前壁及部分阴道后壁都翻出阴道口外。

防止子宫脱垂，主要从以下几方面入手：

1. 实行计划生育，少生优生。

2. 做好产褥期保健卫生，产后3个月内要注意休息。

3. 预防便秘，避免在产后长期蹲在地上洗衣及干重体力活儿。

枳壳糖浆

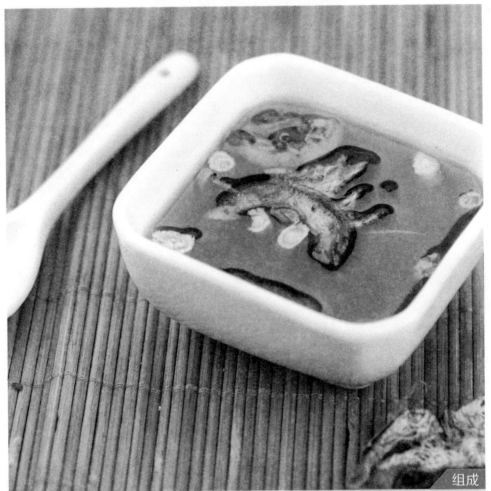

做法： 将枳壳、升麻、黄芪、红糖一起放入锅中，加水800克，煎至500克。

用法： 每服20克，每日3次，1个月为1个疗程。

主治 子宫脱垂，气虚型。症见以子宫下移或脱出阴道外，劳则加剧，四肢无力，舌淡苔薄，脉虚细。

组成

枳壳 60克（炒过）

升麻 15克

黄芪 30克

红糖 100克

胡椒附片液

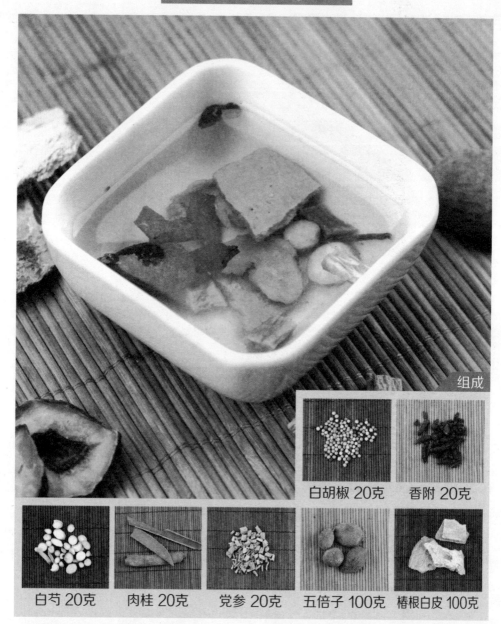

组成

白胡椒 20克	香附 20克

白芍 20克　肉桂 20克　党参 20克　五倍子 100克　椿根白皮 100克

主治 子宫脱垂，肾虚型。症见子宫下脱，舌淡红脉沉弱。

做法： 将白胡椒、香附、白芍、肉桂、党参、五倍子、椿根白皮一起放入锅中，煎汤，熏洗患处。

用法： 每日2次，10日为1个疗程。

金樱子粥

组成

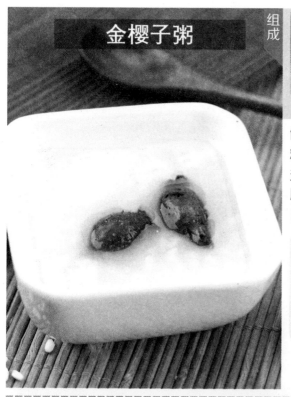

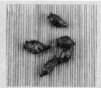
金樱子 20克

粳米 90克

做法： 金樱子水煎煮取汁；放入粳米，再加适量水，煮成粥，加盐少许拌匀。

用法： 隔日1次，连服10～15日。

主治 子宫脱垂，肾虚型。症见子宫下脱，舌淡红脉沉弱。可兼见腰酸腿软，小腹下坠。

组成

黄芪白术粥

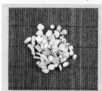
黄芪 30克

白术 15克

柴胡 15克

粳米适量

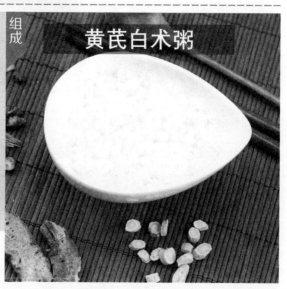

做法： 将黄芪、白术、柴胡水煎取汁；将粳米洗净；用煎汁煮粳米成粥。

用法： 将熟时加入药汁即可。

主治 子宫脱垂，气虚型。症见子宫脱出阴道外，劳则加剧。

紫床浴

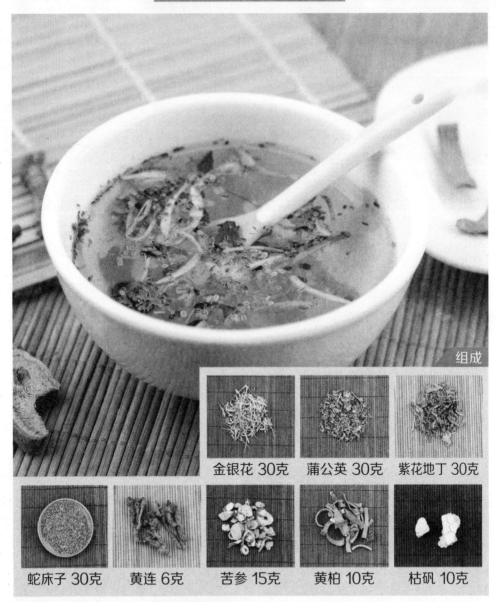

组成

金银花 30克　蒲公英 30克　紫花地丁 30克

蛇床子 30克　黄连 6克　苦参 15克　黄柏 10克　枯矾 10克

做法：将金银花、蒲公英、紫花地丁、蛇床子、黄连、苦参、黄柏、枯矾一起放入锅中，煎煮去渣，取汁。

用法：趁热熏洗坐浴。

主治 子宫脱垂，湿热型。症见以脱出部位红肿疼痛，或痛兼痒、破溃流水，或夹有血性分泌物。

枳壳益母熏洗液

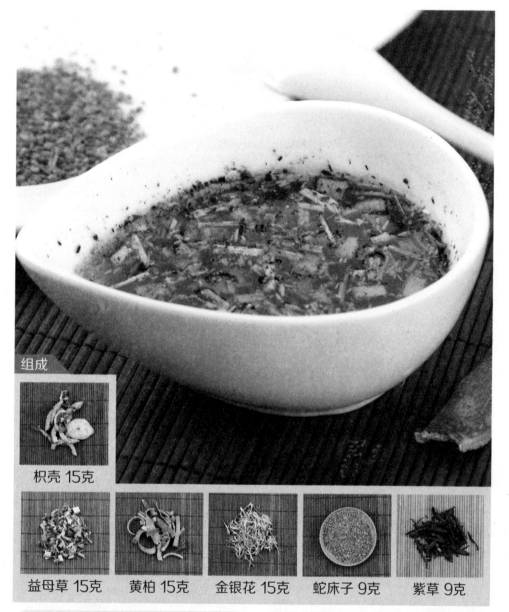

组成

枳壳 15克

益母草 15克 | 黄柏 15克 | 金银花 15克 | 蛇床子 9克 | 紫草 9克

主治 子宫脱垂，湿热型。症见脱出部位红肿疼痛，湿热带下量多或痛兼痒、破溃流水。

做法： 把枳壳、益母草、黄柏、金银花、蛇床子、紫草放一起，研碎，加水浸泡煎煮，滤去药渣。

用法： 将药液倒入盆内，趁热熏洗、坐浴。每晚1次，连用1~2周。

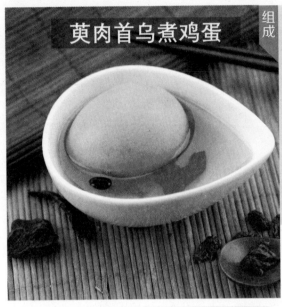

萸肉首乌煮鸡蛋

组成

鸡蛋 3枚

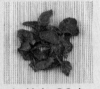

何首乌 30克

茱萸肉 9克

做法： 水煮何首乌、茱萸肉，去渣，入鸡蛋煮熟后调味服食。

用法： 早晚各1次，连服数日。

主治 子宫脱垂，肾虚型。症见子宫下脱，舌淡红脉沉弱。

组成

绿豆糯米炖猪肠

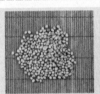

绿豆 50克

糯米 50克

猪大肠 250克

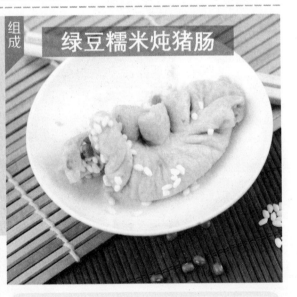

做法： 先将肠洗净，然后将浸泡过的绿豆、糯米放入猪肠内（肠内要有少许水），两端用绳扎紧，放砂锅内加水煮2小时，烂熟后服食。

用法： 每日1次，连服10～15日。

主治 子宫脱垂，气虚型。症见子宫下移或脱出阴道外，劳则加剧。

乌梅五倍枳壳熏

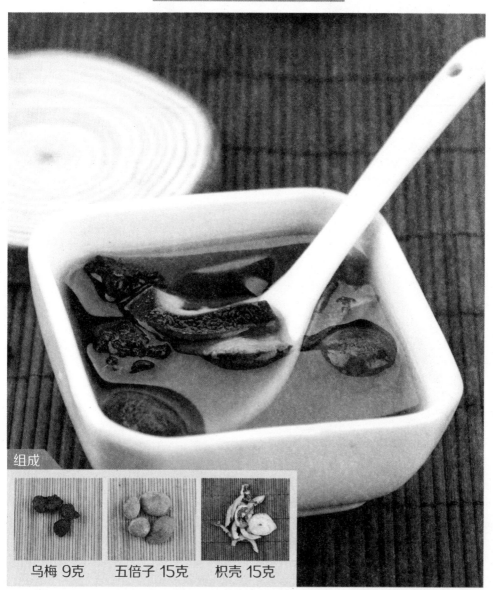

组成

乌梅 9克 | 五倍子 15克 | 枳壳 15克

主治 子宫脱垂，脾虚型。症见以自觉阴部、小腹坠胀或有物堵塞阴道中，面色萎黄，神疲乏力，心悸自汗。

做法： 乌梅、五倍子、枳壳加水煎煮20～30分钟，去渣，取液。

用法： 坐浴。趁热先熏，后坐浴洗之，每次30分钟，每日2次，1日1剂。

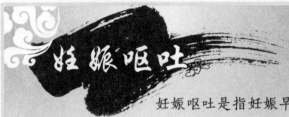

妊娠呕吐

妊娠呕吐是指妊娠早期出现恶心呕吐，头晕厌食，甚或食入即吐，中医学也称恶阻。

辨证分型

1 脾胃虚弱型　症见妊娠以后，恶心呕吐不食，或呕吐清涎，神疲思睡，舌淡苔白，脉缓滑无力。

2 肝胃不和型　症见妊娠初期，呕吐酸水或苦水，胸满胁痛，嗳气叹息，头涨而晕，烦渴口苦，舌淡红苔微黄，脉弦滑。

小贴士

★ 日常护理

1．心理调理：对妊娠及妊娠后的早孕反应有正确的认识。在妊娠早期出现的轻微恶心呕吐属于正常反应，不久即可消失，不必有过重的思想负担，保持情志的安定与舒畅。

2．注重环境。减少诱发因素，如烟、酒、厨房油烟的刺激，居室尽量布置得清洁、安静、舒适。避免油漆、涂料、杀虫剂等化学品的异味。

3．注重饮食。注意饮食卫生，饮食除注意营养及易消化之外，还应避免进食不洁、腐败、过期的食物，以免损伤肠胃。

4．保持大便的通畅。妊娠后容易出现大便秘结，应多饮水，或用凉开水冲调蜂蜜，还可以多食新鲜的蔬菜、水果，如橘子、香蕉、西瓜、梨、甘蔗等。

5．呕吐后应立即清除呕吐物，以避免恶性刺激，并用温开水漱口，保持口腔清洁。

甘蔗生姜汁

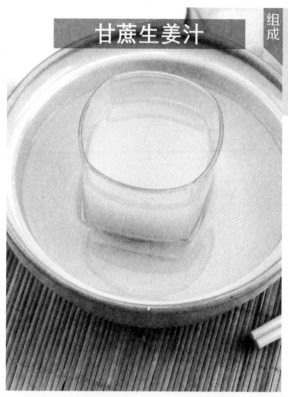

组成

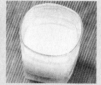

甘蔗汁 100毫升　生姜汁 10毫升

做法： 将甘蔗汁、生姜汁混合，再隔水烫温。

用法： 每次服30克，每日3次，连服数日。

主治 妊娠呕吐，脾胃虚弱型。症见妊娠后恶心，呕吐清涎。

组成

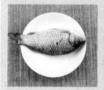

鲫鱼 1条　　糯米 30~50克

鲫鱼糯米粥

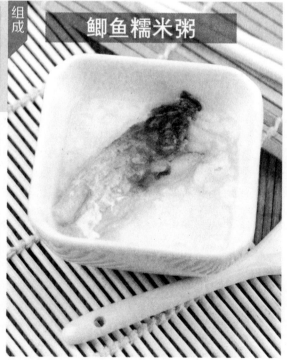

做法： 将鲫鱼去鳞、内脏，洗净；糯米淘洗干净，加水、鲫鱼，一起煮成粥。

用法： 早晚餐食用。

主治 妊娠呕吐，脾胃虚弱型。症见妊娠以后，恶心呕吐，厌食。

茯苓半夏汤

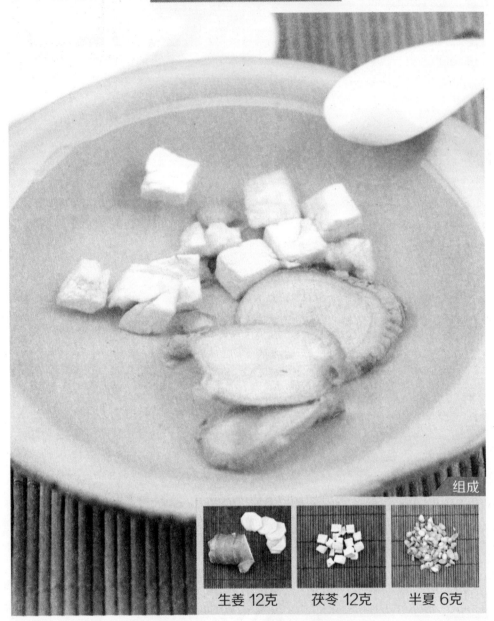

组成

| 生姜 12克 | 茯苓 12克 | 半夏 6克 |

主治 各型妊娠呕吐。症见妊娠初期，恶心、呕吐。

做法： 将生姜、茯苓、半夏一起加水煎，去渣，取汁。

用法： 每日1剂，1日2次。

说明： 本方主治妊娠初期，恶心、呕吐。

生姜 15克

红枣 30克

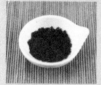

红糖 30克

做法：将生姜洗净，去皮，切片；将生姜片、红枣、红糖一起加水煎。

用法：每日1剂，1日2次。

主治 各型妊娠呕吐。

组成

止呕甜枣汤

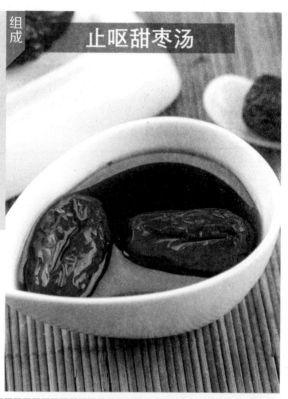

韭菜 200克

鲜姜 200克

白糖适量

做法：将韭菜、鲜姜洗净切碎，捣烂取汁，混合，加白糖调服。

用法：每日1剂，1日2次。

组成

韭姜汁

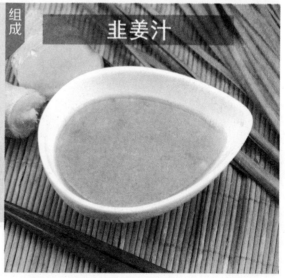

主治 妊娠呕吐，脾胃虚弱型。症见孕后不思饮食，恶心呕吐等症。

姜汁牛奶

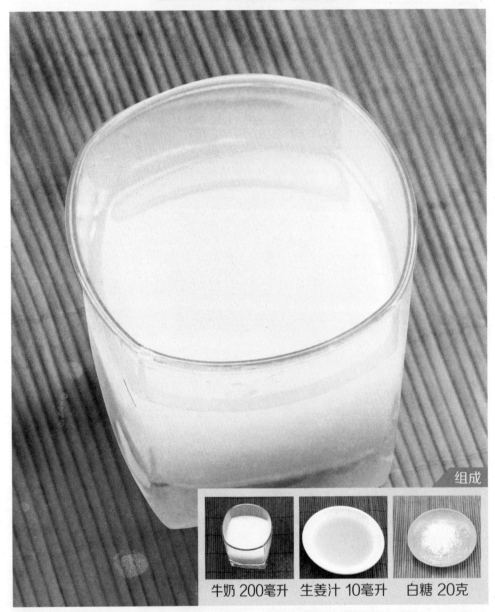

组成

牛奶 200毫升　生姜汁 10毫升　白糖 20克

做法：将姜汁加入牛奶中，煮沸，加白糖调服。

用法：每日2次，连服数日。

主治 妊娠呕吐，脾胃虚弱型。症见妊娠以后，恶心呕吐不食，或呕吐清涎。

蒸鲫鱼

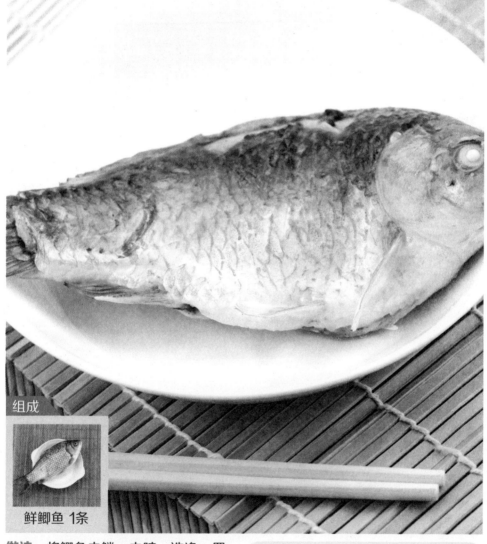

组成

鲜鲫鱼 1条

做法： 将鲫鱼去鳞、内脏，洗净，置盘中，放入蒸笼中蒸20～30分钟，取出。服食（禁用油盐调料）。

用法： 每日1次，连服3～5日。

主治 妊娠呕吐，脾胃虚弱型。症见妊娠以后，恶心呕吐不食。

生姜 15克

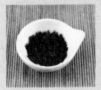

橘子皮 15克

红糖 20克

组成

姜橘饮

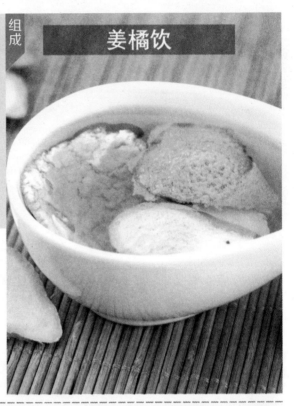

做法： 生姜、橘子皮、红糖一起加水煎。

用法： 代茶饮。

主治 妊娠呕吐，脾胃虚弱型。症见妊娠以后，恶心呕吐不食。

白糖米醋蛋汤

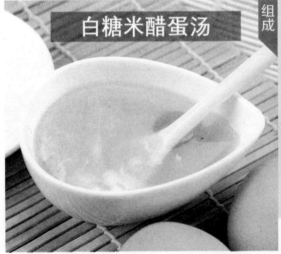

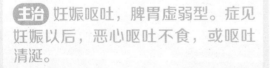

组成

鸡蛋 1枚

白糖 30克

米醋 60毫升

做法： 先将米醋煮沸，加入白糖使之溶解，再打入鸡蛋，待蛋半熟后，全部服食。

用法： 每日2次，连服数日。

主治 妊娠呕吐，脾胃虚弱型。症见妊娠以后，恶心呕吐不食，或呕吐清涎。

陈皮竹茹汤

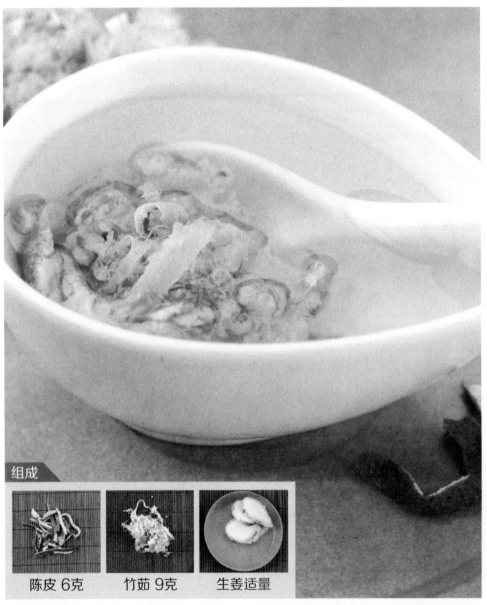

组成

| 陈皮 6克 | 竹茹 9克 | 生姜适量 |

做法： 陈皮、竹茹、生姜一起加适量水煎。

用法： 连服数日。

主治 妊娠呕吐，脾胃虚弱型。症见妊娠以后，恶心呕吐，胃胀。

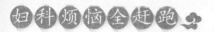

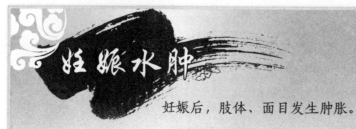

妊娠后，肢体、面目发生肿胀。

辨证分型

1	脾气虚型	症见妊娠数月，面目、四肢浮肿，或遍及全身，肤色淡黄或白，皮薄而光亮，胸闷气短，懒于言语，口淡无味，食欲不振，大便溏薄，舌质胖腻，苔薄白或薄腻，边有齿痕，脉缓滑无力。
2	肾阳虚型	症见孕后数月，面浮肢肿，下肢尤甚，按之没指，心悸气短，下肢逆冷，腰酸无力，舌淡苔白润，脉沉细。
3	气滞型	症见妊娠三四月后，先由脚肿，渐及于腿，皮色不变，随按随起，头晕胀痛，胸闷胁胀，食少，苔薄腻，脉弦滑。

小贴士

★ 合理的饮食

怀孕后，身体调节盐分、水分的功能会下降，血液变得较浓稠，循环速度降低。在日常生活中，对饮食多加留意，注意饮食均衡，有助于调理身体消除水肿。

1. 日常饮食中应控制盐分的摄取，保证每日的摄取量在10克以下。水肿时要吃清淡的食物，不要吃过咸的食物，特别不要多吃咸菜，以防止水肿加重。

2. 进食足够量的蛋白质。患水肿的准妈妈，特别是由营养不良引起浮肿的准妈妈，每天一定要保证摄入足量的肉、鱼、虾、蛋、奶、豆类等含有丰富的优质蛋白质的食物。

3. 蔬菜和水果中含有人体必需的多种维生素和微量元素，具有解毒利尿等作用，准妈妈每天适量进食可以加强新陈代谢。

4. 少吃或不吃难消化和易胀气的食物，如油炸的糯米糕、白薯、红薯、洋葱、土豆等。以免引起腹胀，使血液回流不畅，加重水肿。

冬瓜红枣汤

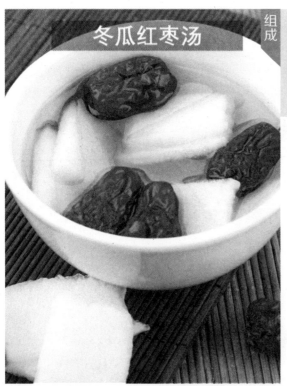

组成

冬瓜 500克

红枣 20枚

做法：将冬瓜洗净，切片；与红枣一起加水煎。

用法：可常食。

主治 妊娠水肿，肾气虚型。症见孕后数月，面浮肢肿，下肢尤甚，按之没指。

冬瓜子陈皮汤

组成

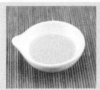
蜂蜜 50毫升

冬瓜子 20克

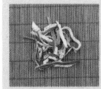
陈皮 6克

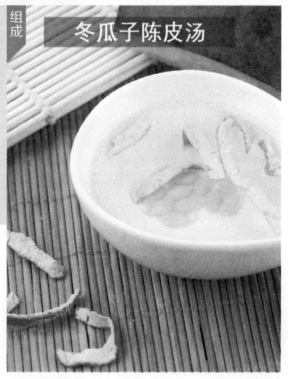

做法：将冬瓜仁、陈皮、蜂蜜一起加水煎。

用法：每日1~2次，连服数日。

主治 妊娠水肿。

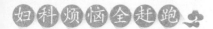

山药枣桂粥

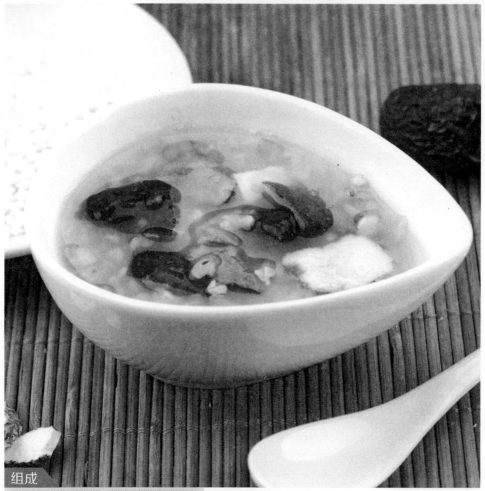

组成

山药 30克

红枣 20枚

肉桂 0.5克

薏苡仁 30克

做法： 将山药去皮，洗净，切片；薏苡仁淘洗干净；将红枣、山药片、肉桂、薏苡仁一起加水，煮粥。

用法： 每日1次，连服4~5日。

主治 妊娠水肿，脾阳虚型。症见妊娠数月，面目、四肢浮肿，或遍及全身，畏寒。

产后腹痛

　　孕妇分娩后，小腹或少腹疼痛者，统称产后腹痛。其中少腹疼痛，亦即因瘀血所致的腹痛又称"儿枕痛"。

辨证分型

1 血虚型
症见产后小腹隐隐作痛而软，喜按，恶露量少，色淡，头晕耳鸣，便燥，舌质淡红，苔薄，脉虚细。

2 血瘀型
症见产后小腹疼痛，拒按，或得热稍减，恶露量少，涩滞不畅，色紫黯有块，或胸胁胀痛，面色青白，四肢不温，舌质黯，苔白滑，脉沉紧或弦涩。

小贴士

★ 病因

　　1. 子宫收缩：产妇下腹疼痛时，用手摸小腹，常可摸到一个很清楚的较硬的球状体，这就是正在收缩的子宫，医学上称这种正常的子宫收缩为产后阵缩。疼痛较重的产后子宫收缩痛，多见于生育次数多和分娩过程较短的产妇。此属正常产后疾病，若不伴有其他并发症，无须用药处理。一般产妇在产后3～5天，疼痛就会自然消失，个别痛得厉害的可以吃些止痛片和益母丸，也可用热水袋、热盐袋放在下腹部热敷。

　　2. 受冷：如果产妇受冷，或腹部受风寒而引起。此时血脉凝滞、气血运行不畅，若给小腹"保暖"或者轻柔按摩一下身体会比较舒服。

　　3. 情绪不佳：产妇过悲、过忧、过怒，使肝气不舒，肝郁气滞，血流不畅以致气血瘀阻，从而造成腹痛。

　　4. 缺少运动：有的产妇因产后站立、蹲下、坐卧时间过长，持久不变换体位，引起瘀血停留，而致使下腹疼痛坠胀，甚至引起腰酸尾骶部疼痛。

★ 饮食宜忌

　　1. 宜吃富含高蛋白的食物，富含维生素的食物，宜吃凉血止血的食物。

　　2. 忌吃辛辣刺激性食物，忌吃活血的食物，忌吃产气的食物。

山楂红糖米酒

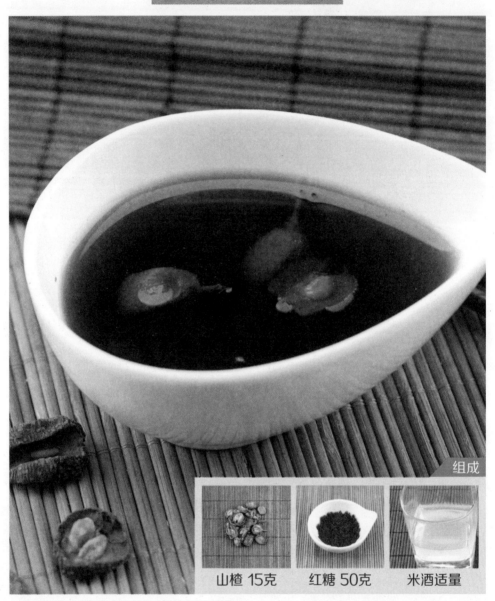

组成

山楂 15克　　红糖 50克　　米酒适量

主治 产后腹痛，寒凝血瘀型。产后小腹疼痛，拒按，或得热稍减，恶露量少，涩滞不畅。

做法： 将山楂、红糖、米酒一起加水煎。

用法： 每日1剂，1日2～3次，连服7～8日。

熟地羊肉汤

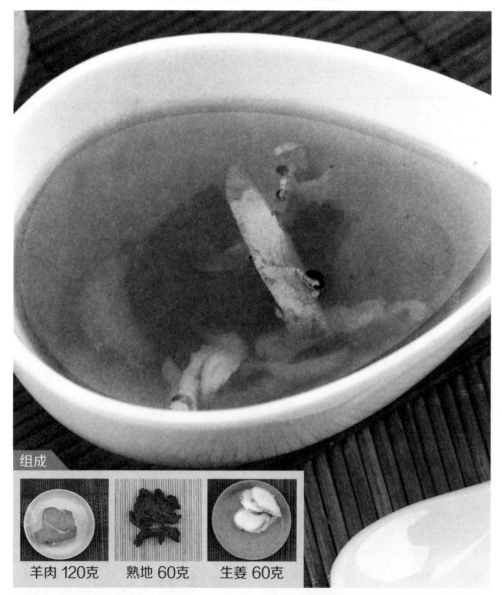

组成

羊肉 120克　熟地 60克　生姜 60克

做法： 羊肉洗净切片，生姜洗净切片，备用；将熟地、生姜片一起加水，煮沸，加入羊肉片，煮2分钟。

用法： 服汁。每日1剂1次，13次为1个疗程。

主治 产后腹痛，血虚寒滞型。产后小腹隐隐作痛而软，喜按，畏寒，恶露量少，色淡。

益母汤

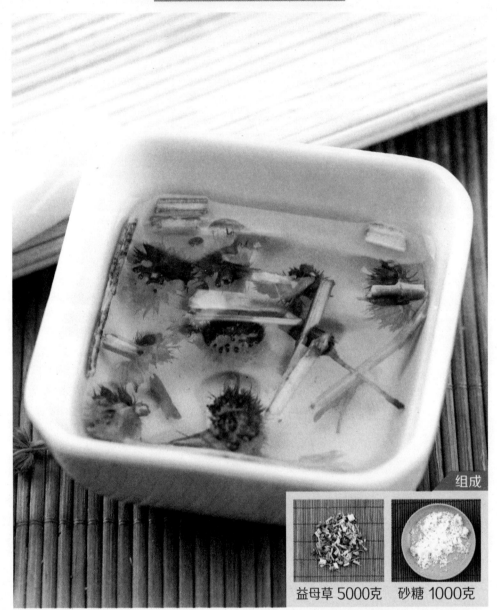

组成

益母草 5000克　砂糖 1000克

做法： 将鲜益母草洗净入锅内煎煮，去渣；加入砂糖继续熬煮至浓汁，收膏，装入玻璃瓶保存。

用法： 每服1勺，1日3次，食完为止。

主治 产后腹痛，血虚型。症见产后小腹隐隐作痛而软，喜按，恶露量少，色淡。

产后恶露不绝

胎儿娩出后，胞宫内遗留的余血浊液，叫作"恶露"，正常恶露，一般在产后3周左右排净，如超过这段时间，仍淋沥不断，称恶露不绝。

辨证分型

1 气虚型 症见产后恶露过期不止，淋沥不断，量多，色淡红，质稀薄，无臭味，小腹空坠，神倦懒言，面色白，舌淡，脉缓弱。

2 血热型 症见恶露过期不止，量较多，色紫红，质稠黏，有臭味，面色潮红，口燥咽干，舌质红，脉虚细而数。

3 血瘀型 症见产后恶露淋沥涩滞不爽，量少，色紫黯有块，小腹疼痛拒按，舌紫黯或边有紫点，脉象弦涩或沉而有力。

小贴士

★ 合理饮食

1. 加强营养，饮食宜清淡，忌生冷、辛辣、油腻、不易消化食物。为免温热食物助邪，可多吃新鲜蔬菜。若气虚者，可予鸡汤、桂圆汤等。若血热者可食梨、橘子、西瓜等水果但宜温服。

2. 属血热、血瘀、肝郁化热的病人，应制成汁液服食，如藕汁、梨汁、橘子汁、西瓜汁，以清热化瘀。

3. 脾虚气弱的病人，遇寒冷季节可增加羊肉、狗肉等温补食品。肝肾阳虚的病人，可增加滋阴食物，如甲鱼、龟肉等。

山楂饮

组成

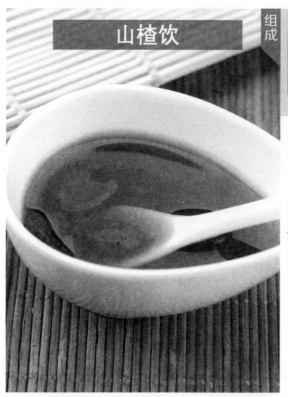

山楂 50克

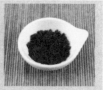

红糖适量

做法： 将山楂洗净，水煎煮沸，加红糖，代茶饮。

用法： 连服6~7日。

主治 产后恶露不绝，血瘀型。症见产后恶露淋沥，涩滞不爽，量少，色紫黯有块。

组成

红糖饮

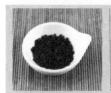

红糖 100克

茶叶 3克

黄酒适量

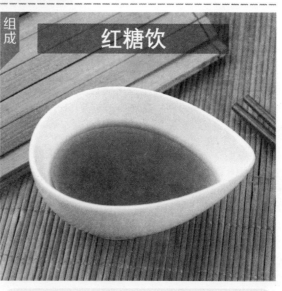

做法： 先把红糖、茶叶加水，煮沸，去茶叶留汁；黄酒加热，加入到红糖茶汁中，代茶饮。

用法： 每日1~2次，连服3~5日。

主治 产后恶露不绝，血瘀型。症见产后恶露不绝，涩滞不爽，量少。

参术黄芪粥

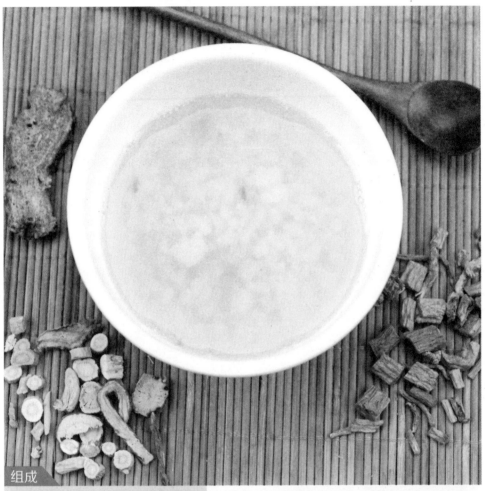

组成

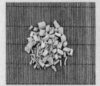
党参 9克

白术 18克

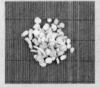
黄芪 15克

粳米 60克

做法： 先把党参、白术、黄芪用纱布包好，煮沸，过滤，留汁；粳米淘洗干净，加入药汁中煮成粥。

用法： 每日1次，连服6~7日。

主治 产后恶露不绝，气虚型。症见恶露过期不止，淋沥不断，色淡红，小腹有空坠感者。

益母草煮鸡蛋

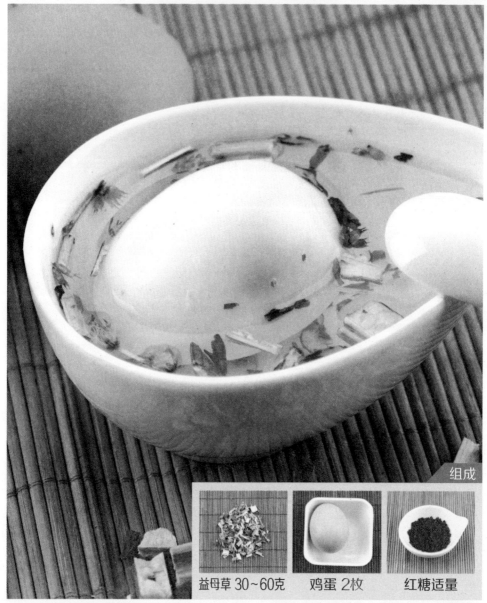

组成

益母草 30~60克　鸡蛋 2枚　红糖适量

主治 产后恶露不绝，血瘀型。症见恶露不止，涩滞不爽，量少。

做法： 将益母草、鸡蛋加水，煮沸，蛋熟后去蛋壳，再煮片刻；去药渣加红糖调味，吃蛋喝汤。

用法： 每日1剂，连服5~6日。

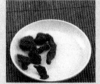

干地黄 100克

当归 100克

生姜 20克

酒适量

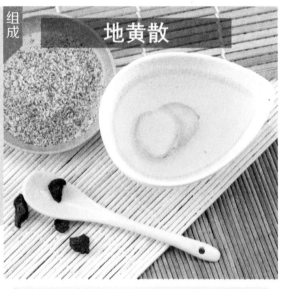

组成

地黄散

做法： 将熟地、当归研末；生姜洗净切片，放入酒中浸泡；每次用姜酒调服。

用法： 1日2次。

主治 恶露不绝，血瘀型。症见产后恶露淋沥，涩滞不爽，量少，色紫黯有块，小腹疼痛拒按。

红枣乌鸡蛋煎

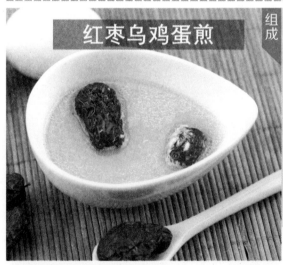

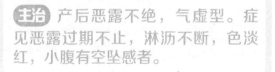

组成

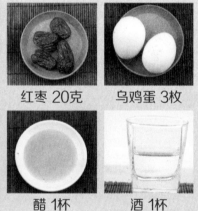

红枣 20克

乌鸡蛋 3枚

醋 1杯

酒 1杯

做法： 先把乌鸡蛋去壳，与醋、酒搅匀，再加红枣、水适量煮沸。

用法： 每日1剂，连服数日。

主治 产后恶露不绝，气虚型。症见恶露过期不止，淋沥不断，色淡红，小腹有空坠感者。

薏苡仁山楂粥

组成

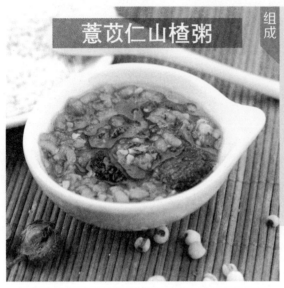

薏苡仁 30克

车前草 9克

山楂 15克

红糖适量

做法：将薏苡仁淘洗干净与车前草、山楂一起加水，煮成粥，调入红糖。

用法：每日1次，连服4~5日。

主治 产后恶露不绝，气虚型。症见恶露过期不止，淋沥不断，色淡红，小腹有空坠感者。

组成

醋酒枣蛋

鸡蛋 3枚

醋 20毫升

酒 50毫升

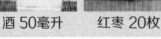
红枣 20枚

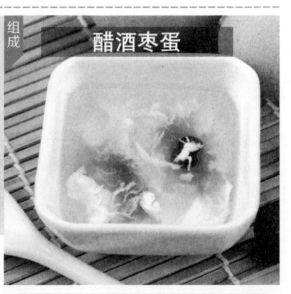

做法：将鸡蛋去壳，与醋、酒搅匀；再加红枣及水适量，煮沸。

用法：每日1次，连服数日。

主治 产后恶露不绝，气虚型。症见恶露过期不止，淋沥不断，色淡红。

恶露不下

产妇分娩后，胞宫应排出余血浊液即为恶露，约2~3周净。恶露的正常排出，有利于胞宫的复原及产妇健康的恢复。若恶露停留不下，或下而甚少，并伴见小腹疼痛及其他症状者，称恶露不下。

辨证分型

1 气滞型 症见产后恶露不下，或下亦甚少，小腹胀且甚痛，胸胁胀满，舌质正常，苔薄白，脉弦。

2 血瘀型 症见恶露甚少或不下，色紫黯，小腹疼痛拒按，痛处有块，舌紫黯，脉涩。

辨证施治

本病多为虚中夹实。辨证重在痛或胀，若胀甚于痛，则多属气滞，治宜行气开郁为主；若痛甚于胀，则多为血瘀，治宜活血化瘀为主。

1. 气滞

主要证候：产后恶露不下，或下亦甚少，小腹胀甚痛，胸胁胀满，舌质正常，苔薄白，脉弦。

证候分析：血随气行，气滞则血阻，有碍余血浊液下行，故恶露不下，或下亦甚少。气机不利，血行不畅，故小腹胀甚而痛。气郁不宣，则胸胁胀满。脉弦，亦属肝郁气滞之证。

治疗原则：理气解郁，佐以和血。

2. 血瘀

主要证候：恶露甚少或不下，色紫黯，小腹疼痛拒按，痛处有块，舌紫黯，脉涩。

证候分析：恶露为寒所凝，故量少色黯，瘀结不下，小腹有块，疼痛拒按。舌紫黯，脉涩亦为血瘀之证。

治法：活血化瘀。

酒蒸蟹

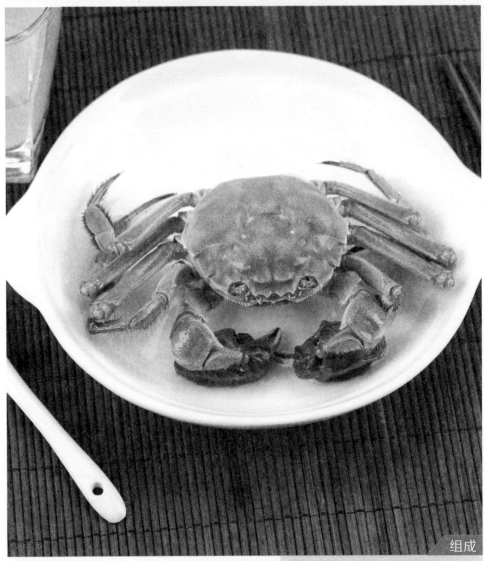

做法： 将活蟹加水，清洗干净；放入蒸锅中，洒上黄酒，蒸熟。

用法： 喝汁食蟹，1次吃完。每日1剂。

主治 产后恶露不下。症见腹部刺痛，血行即止。

组成

活蟹 200克

黄酒 100毫升

鹿茸山药

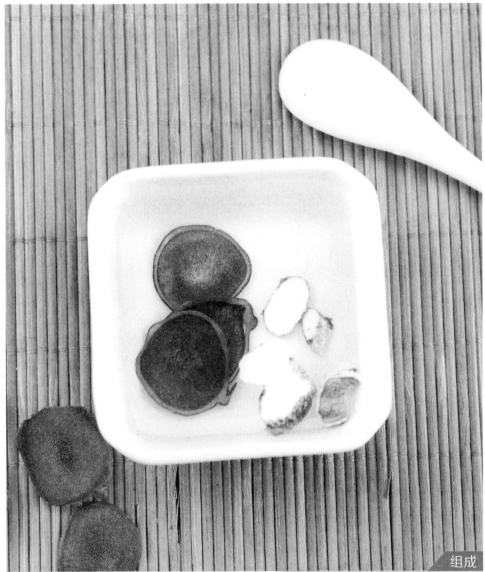

做法：将山药、鹿茸洗净切片，放入容器中，加入酒浸泡，密封，7日后开封。

用法：每日3次。每次空腹饮1~2小杯。

主治 宫冷不孕。

组成

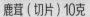

鹿茸（切片）10克

山药 30克

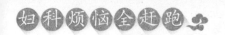

产后便秘

产后便秘是指产后饮食正常，3～5天不解大便或大便干涩之产后疾病，中医学称"产后大便难"。现代医学认为，产后便秘是由于产后胃肠张力减退，蠕动减慢，或因会阴部有伤口、痔疮等原因影响排便以及出汗较多，胃肠分泌液减少等所致。中医学认为，产后便秘的原因是由于分娩失血，肠道津液缺乏，不能濡运肠道所致，属肠燥便秘。

小贴士

★ 预防孕妇便秘四招

1. 多吃蔬果杂粮。孕妇一般是因进食过于精细而导致便秘，因此要多食含纤维素多的蔬菜、水果和粗杂粮，如萝卜、芹菜、苹果、香蕉、梨、燕麦、杂豆、糙米等。

2. 养成晨起排便习惯。养成早晨起床或早餐后排便的习惯，因为早餐后结肠推进动作活跃，易于排便，所以早餐后一小时是最佳排便时间，切勿强忍不便或蹲厕时间过长，因为这样会导致腹压升高，也会给下肢血液回流带来困难。

3. 进行适量运动。适量运动可增强腹肌收缩力，促进肠胃蠕动和增加排便动力，但值得提醒的是，孕妇采用揉腹按摩促进排便的方法是不可取的。

4. 保持愉快心情。孕妇多会因呕吐不适感而心烦意乱，而烦躁的心态也是导致便秘的一大诱因，所以，孕妇应避免不良情绪的影响，保持心情舒畅。

★ 饮食宜忌

1. 宜吃高纤维素含量饮食，宜吃植物性食品，宜吃有益菌促生物质。

2. 忌吃辛辣刺激调料及酒类食物；忌吃酸味浓的食品；忌吃含咖啡因多的食物。

海参猪肠木耳汤

组成

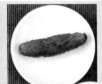
海参 50克

猪大肠 200克

木耳 20克

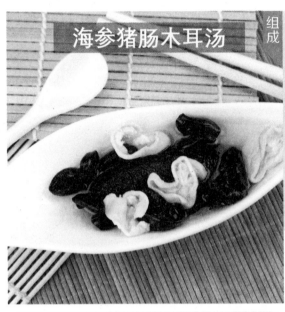

做法： 将海参、木耳分别用水泡发；猪大肠洗净切段，一起加水共煮熟，加调味品后食用。

用法： 日常食用。

主治 养阴清火、益肠通便。适用于产后便秘。

组成

菠红汤

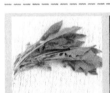
鲜菠菜 250克

猪血 150克

猪瘦肉 25克

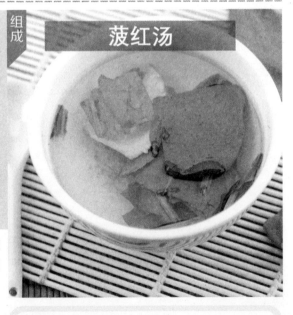

做法： 将猪肉切片；猪血切成片，用清水煮沸，加入菠菜、肉片、盐再煮沸。

用法： 分数次佐餐。

主治 适用于产后便秘。

蕉果饮

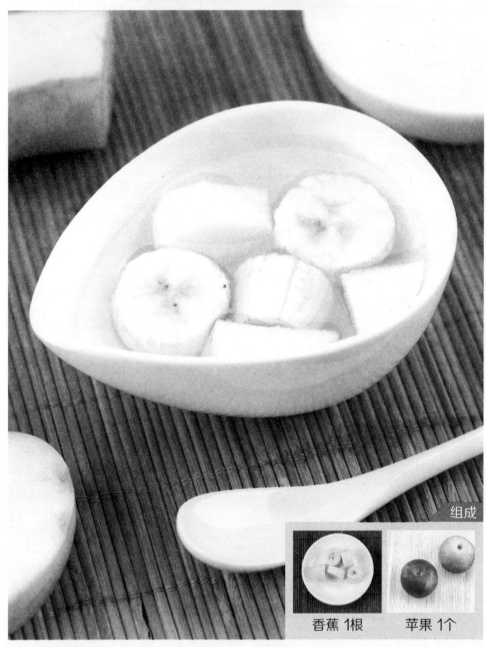

组成

香蕉 1根　　苹果 1个

主治 适用于产后便秘。

做法： 将香蕉、苹果去皮切成块，加少量清水煮片刻，放少量糖调味。

用法： 每日分2次饮服。

冰糖炖香蕉

组成

香蕉 3只

冰糖 25克

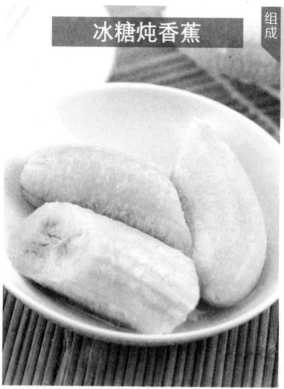

做法： 将香蕉剥皮，切段，与冰糖共入炖盅，炖熟。

用法： 每天2次，连用3日有效。

主治 适用于产后便秘。

组成

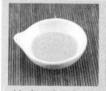

蜂蜜 180毫升　黑芝麻 30克

蜂蜜芝麻糊

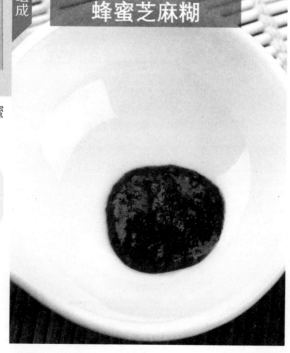

做法： 将黑芝麻研末，调和蜂蜜均匀后，放在蒸锅中蒸熟。

用法： 每天食用2次。

主治 适用于产后便秘。

产后腰痛

分娩后内分泌系统尚未得到调整，骨盆韧带还处于松弛状态，腹部肌肉也由于分娩而变得较为松弛。产后休息不当，过早地持久站立和端坐，致使妊娠时松弛了的骶髂韧带不能恢复，引起肌肉、韧带、结缔组织劳损而引发疼痛。

分娩以后人体处于比较虚弱的状态，产后的妈妈消耗了大量的能量，很多妈妈都在坚持母乳喂养，钙流失也非常严重，缺钙容易引起腰疼。再加上产后照料宝宝要经常弯腰，哺乳长期保持一个姿势，或遇恶露排出不畅引起血瘀盆腔等原因，产后腰痛成为很多产妇经常遇到的麻烦。

⊙ 小贴士

★ 产后腰痛应注意坐、立、卧姿势

腰肌劳损患者除了到医院接受诊治之外，还应该注意平时的调养，尤其是注意坐、立、卧的姿势，良好的坐、立、卧姿势可有效地防治产后腰痛。

首先是坐姿。患者应选择硬背靠椅，并在靠椅垫上薄薄的软垫，坐时臀部紧靠椅背，使腰椎前凸50度，然后稍微放松，或在腰部放置靠垫，双肩胛骨紧靠椅背。

其次是立姿。正确的姿势为挺胸、收腹、提臀、提肛，腰椎前凸50度，然后再放松，可防腰痛。

最后是卧姿。腰肌劳损患者应选择硬板床，仰卧位时腰下垫层薄薄的软枕头，侧卧时，双膝可屈曲，但睡觉时腰部应尽量放平。

另外，患者还应减少弯腰的次数，捡物品时尽量蹲下去捡，减少弯曲的幅度，举重物时不可弯腰提举，应先半蹲后再提举，举起时腰椎尽量向前凸，使腰椎受力均匀些。如果患者的腰肌劳损急性发作，应卧床休息一段时间，尽量以少运动为宜。

当归山楂粥

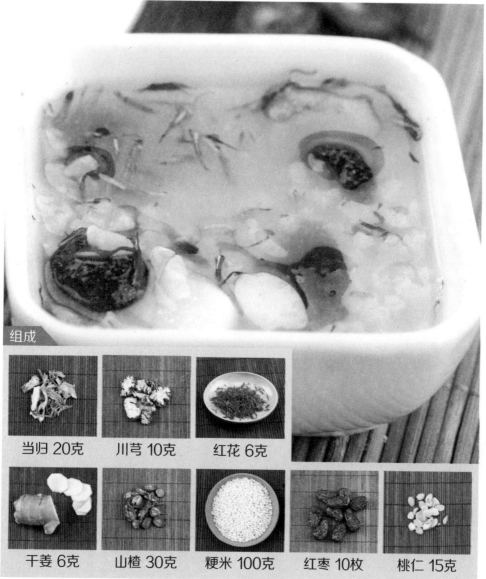

组成

当归 20克　川芎 10克　红花 6克

干姜 6克　山楂 30克　粳米 100克　红枣 10枚　桃仁 15克

做法： 先将当归、川芎、红花、干姜、山楂放入砂锅，加适量水，浓煎40分钟，去渣取汁；加入红糖适量，备用；将粳米、红枣、桃仁一起放入砂锅，加水用小火煨煮成稠粥；然后兑进前面的药汁拌匀，煮到开锅即成。

用法： 每日1次，早晚2次服用。

主治 适用于瘀血留滞型腰痛。

杜仲羊肉汤

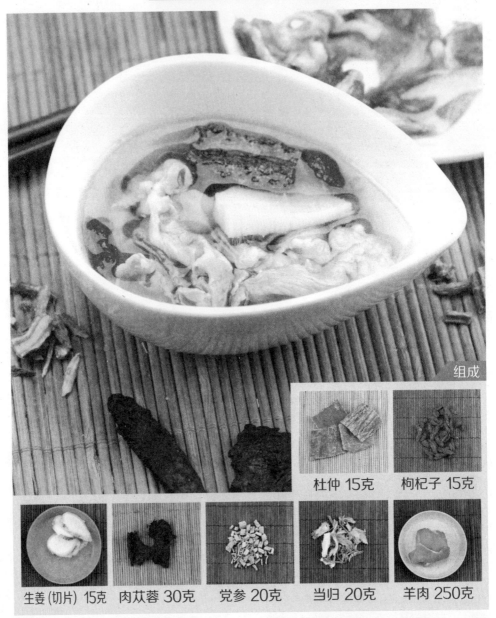

组成

杜仲 15克　枸杞子 15克

生姜(切片) 15克　肉苁蓉 30克　党参 20克　当归 20克　羊肉 250克

主治 适用于肾虚血亏型腰痛。

做法: 将羊肉洗净,切成小块,与杜仲、肉苁蓉、枸杞子、党参、当归、生姜,一起放入砂锅,加水炖至羊肉熟透。

用法: 吃肉喝汤。

肉桂山药栗子粥

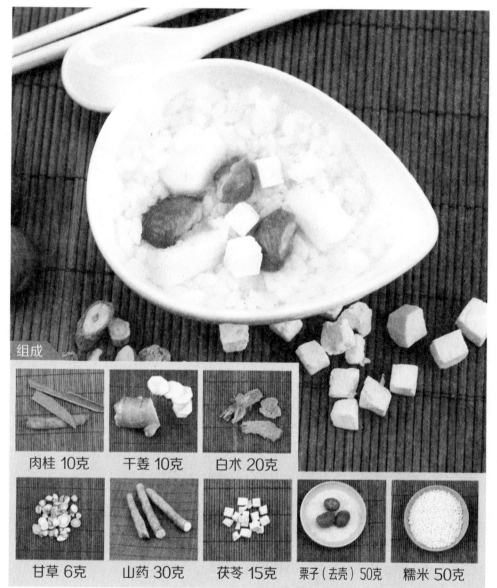

组成

肉桂 10克	干姜 10克	白术 20克

甘草 6克	山药 30克	茯苓 15克	栗子（去壳）50克	糯米 50克

做法： 将肉桂、姜、白术、甘草放入砂锅加水泡透；先煎30分钟倒出药汁，加水再煎20分钟后将药汁倒出；两次药汁合在一起放在砂锅内，再放入山药、茯苓、栗子、糯米，小火炖烂成粥。

用法： 不拘时喝，晚上睡觉前趁热喝1碗效果更好。

主治 适用于寒湿痹阻型腰痛。

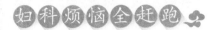
鸡血藤薏苡仁粥

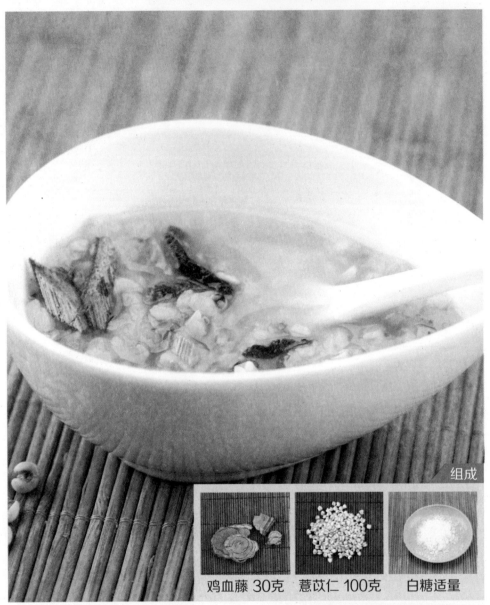

组成

| 鸡血藤 30克 | 薏苡仁 100克 | 白糖适量 |

主治 活血补血，舒筋活络。适用于产后腰痛，肢体关节痛。

做法： 将鸡血藤加水煎汤，去渣；加入洗净的薏苡仁煮成粥，放入白糖调味即可。

用法： 每日1次。

产后眩晕

产后有些新妈妈会出现头晕目眩的症状，所以只能卧床休息而不敢活动，同时会有胸部憋闷、恶心呕吐、面色苍白、四肢发冷、出汗等症状，严重时会昏倒不省人事。这样的症状西医叫"产后体位性低血压"，中医则称之为"产后血晕"。从中医学理论而言，产后眩晕这一系列症状是由"血"的因素来辨证的，所以也称之为"血晕"。

现代医学认为，产后眩晕与产后大出血所致的晕厥、失血性休克或羊水栓塞有关。其中的脱症常见于产后大出血，而出血的原因又有宫缩乏力、胎盘滞留、产道损伤以及凝血功能障碍等；闭症多见于产后羊水栓塞等。中医学认为，本病的发生是由于产后失血过多、心神失养所致或血瘀气滞，扰乱心神而致。

◎ 小贴士

★ 合理饮食

1. 产后新妈妈要多吃一些营养丰富的热汤类食物，热量高一些。

2. 蛋白质、铁、维生素等尽量配合齐全，同时应忌食生冷食物。

3. 每天少食多餐为宜，避免引起产妇的胃部不适。

在遵循上面的这3个原则的基础上，选择食材可以从以下几种类型来选择：

1. 以血补血类：鸡血、鸭血、猪血等。

2. 水产类：海参、鳗鱼、墨鱼、鲫鱼、黄鳝等。

3. 畜禽蛋奶类：猪肝、猪蹄、肉骨头、乌骨鸡、鸡蛋、牛奶等。

4. 植物类：红枣、龙眼肉、葡萄、红糖、黑芝麻、核桃肉等。

当归炖猪蹄

组成

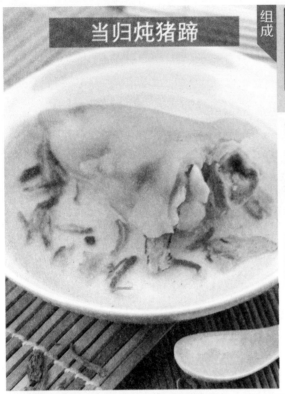

猪蹄 2个

当归 30克

做法: 将猪蹄刮毛洗净;当归装入纱布袋中,与猪蹄一同入锅,加适量的清水,小火炖至肉烂,加盐调味即可。

用法: 喝汤吃猪蹄。

主治 养血通乳。适用于产后眩晕。

黄芪粥

组成

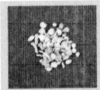
黄芪 20克

粳米 50克

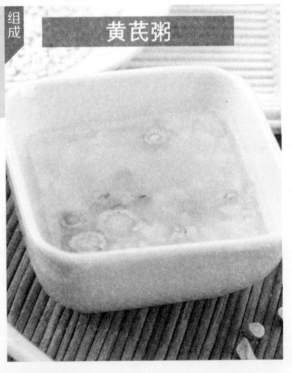

做法: 黄芪加水200毫升,煎至100毫升,去渣留汁;粳米煮粥,熟后加入药汁和适量红糖,再稍炖即成。

用法: 每日早晚各服1次。

主治 适用于血虚气脱型产后眩晕。

人参肚

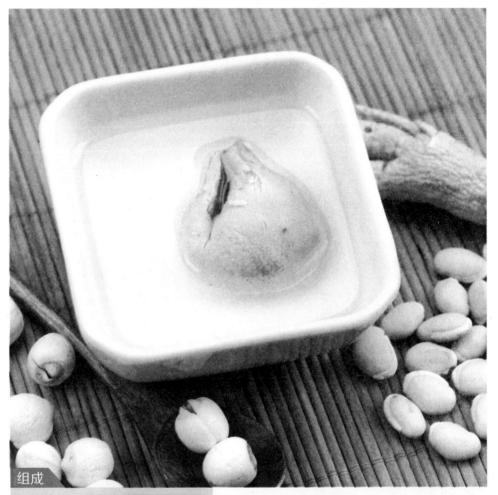

组成

猪肚 1个

人参 10克

莲子 30克

白扁豆 30克

做法：将人参切薄片；莲子泡软去芯；猪肚洗净；将人参、莲子、白扁豆装入猪肚，扎紧肚口，置锅中，加水适量，小火炖至熟烂。

用法：食肚饮汤，嚼食人参、莲子、白扁豆。每日1剂。

主治 益气养血。适用于产后气虚血晕。

红玫酒

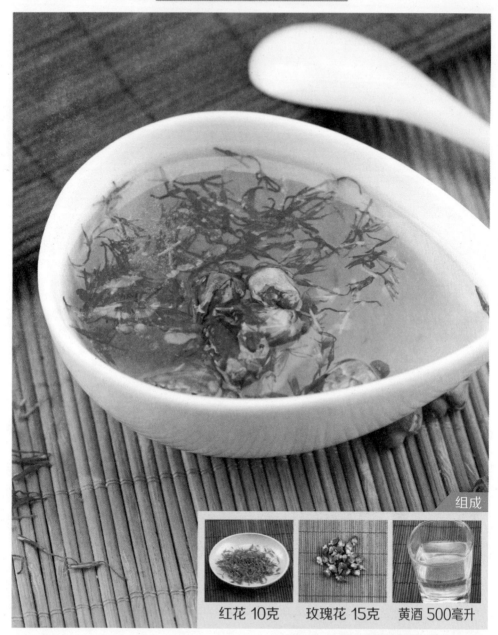

组成

红花 10克	玫瑰花 15克	黄酒 500毫升

主治 活血祛瘀。适用于产后血瘀眩晕。

做法： 将红花、玫瑰花洗净晾干，放入罐内；加酒500毫升，浸泡7天饮用。

用法： 每次10毫升。

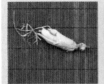
人参 3克

糯米 50克

组成

人参粥

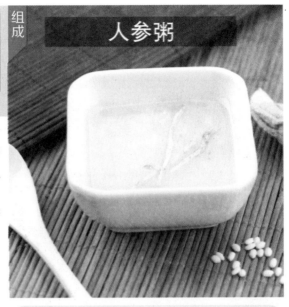

做法： 将人参研为粉末或湿润后切片；糯米淘洗干净；人参、糯米同入锅中，加水500毫升，以小火煮至粥熟即可。

用法： 晨起空腹温食，喝粥嚼参片，连续服用7~10日。

主治 益气养血。适用于产后气虚血晕。

桃仁粥

组成

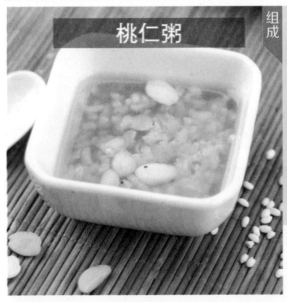

桃仁 15克

粳米 50克

红糖适量

做法： 桃仁捣烂后加水浸泡，取汁；粳米加水煮粥，至粥半熟时加入桃仁汁与适量红糖，炖至粥熟。

用法： 每日清晨服食。

主治 适用于产后眩晕。

当归羊肉芪姜汤

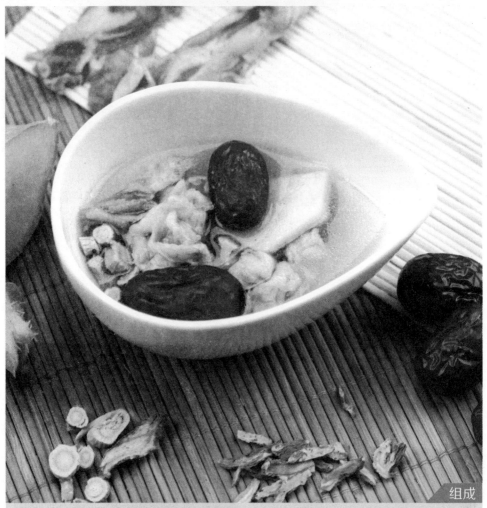

组成

羊肉 500克

当归 60克

生姜 30克

黄芪 30克

红枣 10枚

主治 适用于血虚气脱型产后眩晕。

做法： 将羊肉洗净后切片，与当归、生姜、黄芪、红枣一同加水，小火炖汤。

用法： 吃肉饮汤。

产后尿潴留

产后尿潴留是指产后因暂时性排尿功能受到障碍，使部分或全部的尿液不能从膀胱排出。临床主要表现为排尿困难，小腹胀急、疼痛、坐卧不安等。

妊娠期为适应妊娠的需要，肾集合系统、输尿管均有生理性扩张。分娩后体内潴留的大量水分均在产后数天经肾脏排出，故尿量明显增多，但分娩过程中胎先露压迫膀胱，特别是膀胱三角区的黏膜充血水肿，膀胱张力降低，加上产后疲劳、会阴伤口局部剧痛等原因，易致产后尿潴留。

产后尿潴留包括完全性和部分性两种，前者是指自己完全不能排尿，后者是指仅能解出部分尿液。产后尿潴留不仅可能影响子宫收缩，导致阴道出血量增多，也是造成产后泌尿系统感染的重要因素之一。如果产后6~8小时不能自如排尿，子宫底高达脐以上水平，或宫底下方扪到有囊性肿物者，表明有尿潴留。本病属中医学的"癃闭"范畴。

⊙ 小贴士

★ 病因

1. 分娩时胎儿的头部压迫膀胱，使膀胱黏膜充血水肿，尤其是尿道内口水肿造成排尿困难。

2. 产后膀胱肌收缩能力差，无力将尿液排出。

3. 产后腹部肌肉松弛，膀胱容量增大，产妇对尿胀不敏感。

4. 产妇由于外阴创伤，惧怕疼痛而不敢用力排尿。

★ 饮食调理原则

1. 产后妈妈要多喝水、多喝汤，增加尿量，既可以预防尿潴留，还能清洁尿道。

2. 已经发生了尿潴留的妈妈，则应该少喝汤水，尽量减少膀胱负担。

麦冬鲜藕粥

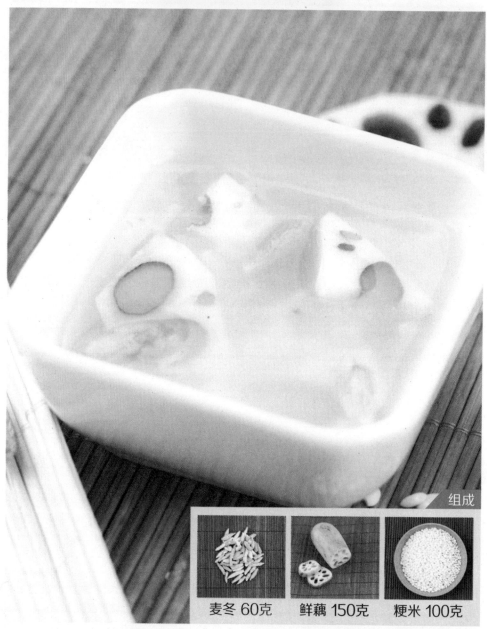

组成

| 麦冬 60克 | 鲜藕 150克 | 粳米 100克 |

做法： 将麦冬洗净；鲜藕去皮，切片，洗净；粳米淘洗干净；将麦冬、鲜藕片、粳米加入清水适量煮粥。

用法： 日常食用。

主治 适用于津液亏损型产后尿潴留。

升麻芝麻煲猪大肠

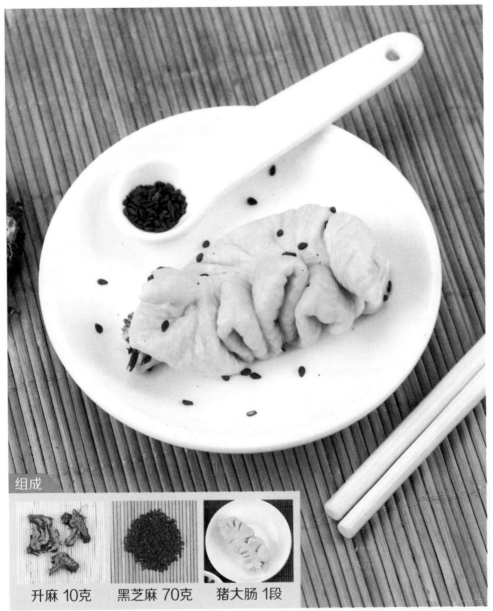

组成

升麻 10克　　黑芝麻 70克　　猪大肠 1段

做法： 将猪大肠洗净；将升麻和黑芝麻装入猪大肠内，两头扎紧，煮熟，去升麻及黑芝麻，调味。

用法： 饮汤，吃猪大肠。有便秘者，可连同黑芝麻吃下。

主治 适用于脾气下陷型产后尿潴留。

煲猪小肚

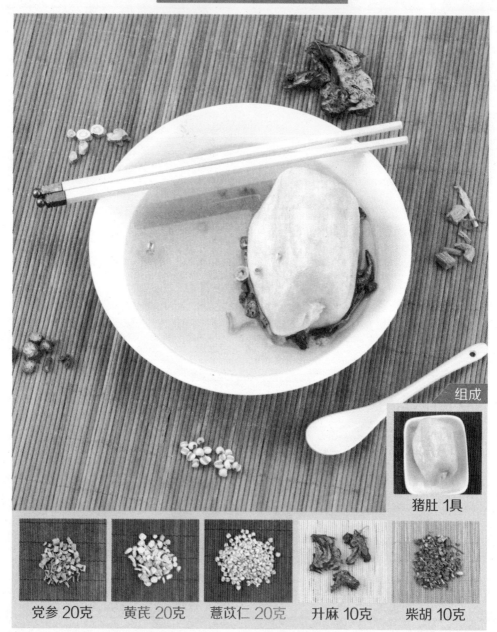

组成

猪肚 1具

党参 20克　黄芪 20克　薏苡仁 20克　升麻 10克　柴胡 10克

做法：将猪肚洗净，与党参、黄芪、薏苡仁、升麻、柴胡一起煲汤，猪肚熟后加调料适量调味即可。

用法：饮汤吃猪肚。

主治 适用于脾气下陷型产后尿潴留。

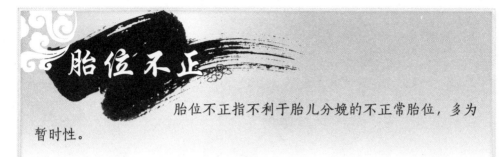

胎位不正

胎位不正指不利于胎儿分娩的不正常胎位，多为暂时性。

◎ 小 贴 士

★ 胎位不正的原因

胎位不正较常见于腹壁松弛的孕妇和经产妇。引起胎位不正的可能原因：

1. 孕妇的羊水过多，使胎儿在宫腔内的活动范围过大，胎儿能够自由地在更加广阔的空间内活动，活动过大时就会影响到胎位，使胎位变得宽松。

2. 多胎、羊水过少等，本来可以孕育一胎的子宫，现在因为多胎或者羊水过少等原因就会造成胎儿在宫腔内的活动范围过小，活动不方便，无法正常活动从而发生拥挤导致胎位不正。

3. 骨盆狭窄、前置胎盘、巨大胎儿等，使胎头衔接受阻。无法使胎头有良好的位置，发生挤压等，使胎位不正。

4. 产妇腹壁松弛，腹壁松弛会造成腹肌对子宫失去支撑，没有弹性，变得松弛从而导致胎位不正。

5. 胎儿畸形、子宫畸形等造成子宫腔的空间发生变化，使得胎儿在宫腔内的活动范围发生变化，从而引起了胎位不正的现象。

6. 脐带太短，胎儿无法获得足够的营养，影响胎儿发育，使得胎儿生长过慢，活动的空间变大，从而导致胎位不正。

★ 胎位不正的最佳纠正时间

妊娠28周后经腹部、阴道、B超检查可检查是否为异常胎位。妊娠28周以前，由于羊水相对较多，胎宝宝又比较小，在子宫内活动范围较大，所以位置不容易固定。妊娠32周以后，宝宝生长迅速，羊水相对减少，此时胎宝宝的姿势和位置相对固定。所以在孕32周以后，如果宝宝还是胎位不正就基本上等于确定了，当然也不排除极少数胎宝宝来个"意外之举"。所以胎位不正最合适的纠正时间为孕30～32周之间。

归芎芪参汤

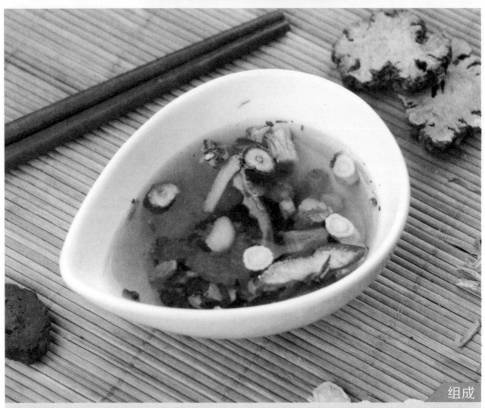

组成

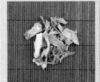
当归 10克

川芎 10克

黄芪 10克

党参 10克

白术 10克

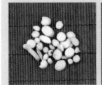
白芍 10克

川续断 10克

枳壳 10克

熟地 10克

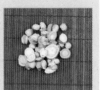
甘草 10克

主治 胎位不正。

做法： 将当归、川芎、黄芪、党参、白术、白芍、川续断、枳壳、熟地、甘草一起加水煎。

用法： 每日1剂，分2次服。

当苏汤

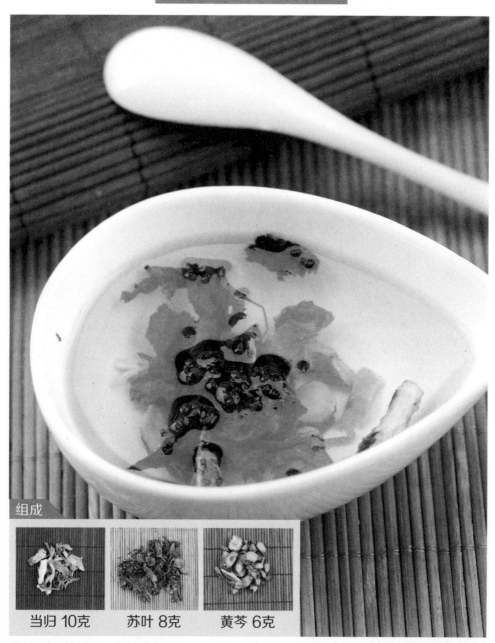

组成

当归 10克　　苏叶 8克　　黄芩 6克

做法： 将当归、苏叶、黄芩一起加水，水煎3次后合并药液。

用法： 分早、晚2次口服，每日1剂，至胎位恢复正常。

主治 胎位不正。

当归苏叶煎

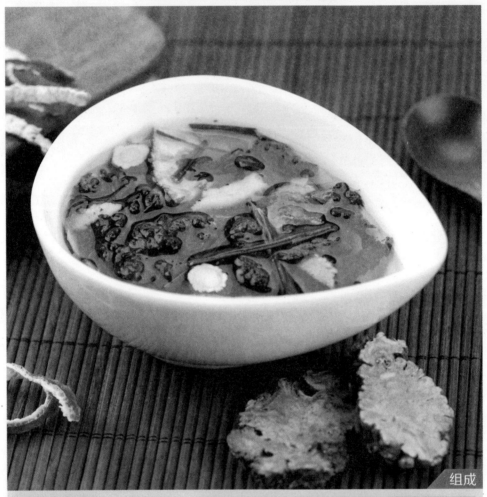

组成

当归 8克

苏叶 8克

生甘草 6克

陈皮 8克

川芎 6克

主治 胎位不正。

做法： 将当归、苏叶、陈皮、川芎、甘草一起加水，水煎3次后合并药液。

用法： 每日1剂，连服5日后，停药3日观察疗效，为1个疗程。

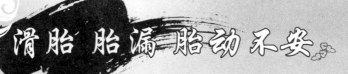

滑胎 胎漏 胎动不安

滑胎是指怀孕后如在坠胎或小产之后，下次受孕，仍如期而坠，或屡孕屡坠，达3次以上者，现代医学称之为习惯性流产。

胎漏是指妊娠期阴道少量出血，时下时止而无腰酸腹痛者。

胎动不安是指妊娠期有腰酸腹痛，或下腹坠胀，或伴有少量阴道出血者。

胎漏与胎动不安常是堕胎、小产的先兆。现代医学称之为先兆性流产。

滑胎辨证分型

1 脾肾两虚型

症见屡孕屡坠，或坠后难以受孕，头晕耳鸣，腰膝酸软，神疲怠倦，气短懒言，纳少便溏或夜尿频多，或眼眶黯黑，面有黯斑，舌质淡嫩或淡黯，脉沉弱。

2 气血虚弱型

症见屡孕屡坠，月经量少或月经推后，或闭经，面色白或萎黄，头晕心悸，神疲肢软，舌质淡，苔薄，脉细弱。

3 阴虚血热型

症见屡孕屡坠，月经量少，或崩中漏下，经色紫红或鲜红，舌黏稠，两颧潮红，手足心热，烦躁不宁，口干咽燥，形体消瘦，舌质红，少苔，脉细数。

胎漏、胎动不安辨证分型

1 肾虚型

症见妊娠期阴道少量出血，色黯淡，腰酸腹坠痛，或伴头痛、耳鸣。

2 气血虚弱型

症见妊娠期阴道少量流血，色淡红、质稀薄，或腰腹胀痛，或坠痛，心悸、神疲。

3 血热型

症见妊娠期阴道出血，色鲜红，腰腹坠胀，心烦不安，手心烦热，口干咽燥。

南瓜蒂饮

组成

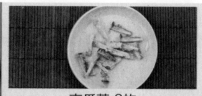

南瓜蒂 3枚

做法：将南瓜蒂洗净，劈细，一起加水，煎汤代茶饮。

用法：每月中服1次。自受孕开始，连服5个月。

主治 滑胎。

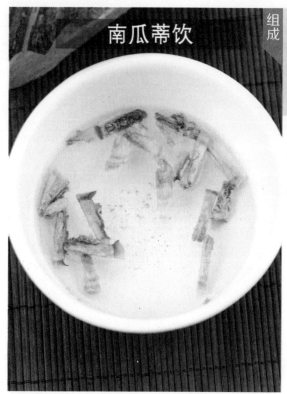

组成

香油蜜膏

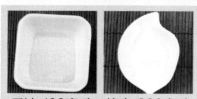

香油 100毫升　蜂蜜 200毫升

做法：将香油、蜂蜜混合，小火加温调匀。

用法：每服10克，每日2次，连服数日。

主治 胎漏。症见妊娠期阴道少量流血，大便干燥。

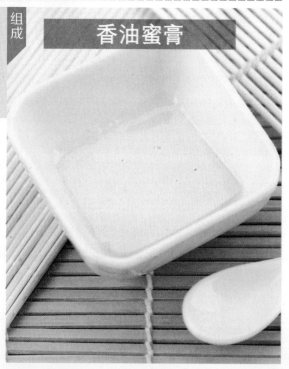

黄芪当归饮

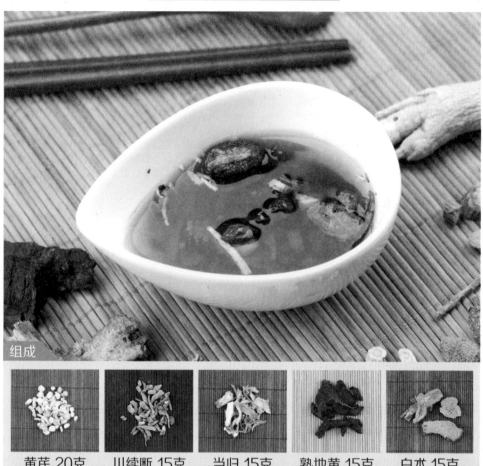

组成

黄芪 20克

川续断 15克

当归 15克

熟地黄 15克

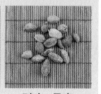
白术 15克

白芍 15克　黄芩 10克　甘草 10克　人参 5克　砂仁 5克

做法：将黄芪、川续断、当归、熟地黄、白术、白芍、黄芩、甘草、人参、砂仁一起加水，水煎3次后合并药液。

用法：有孕后每隔3~5日服1剂，服至屡次坠胎月份之后。

主治 滑胎，脾肾两虚型。症见屡孕屡坠，或坠后难以受孕，头晕耳鸣，腰膝酸软，神疲怠倦，气短懒言。

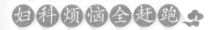
巴仙鹿角汤

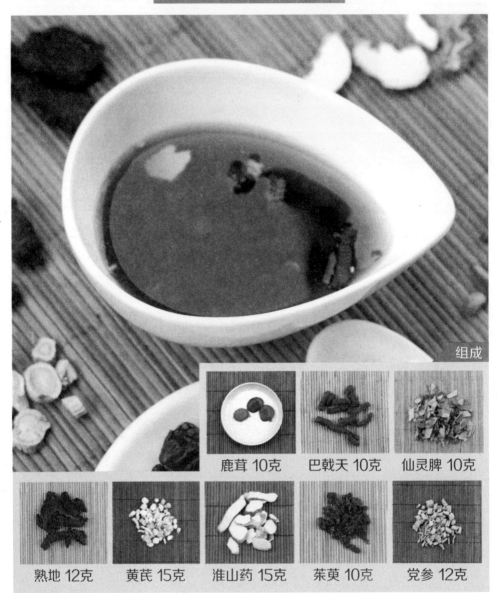

组成

鹿茸 10克　　巴戟天 10克　　仙灵脾 10克

熟地 12克　黄芪 15克　淮山药 15克　茱萸 10克　党参 12克

主治 滑胎，肾气不足、冲任不固型。症见屡孕屡坠，或坠后难以受孕，头晕耳鸣，腰膝酸软。

做法: 将鹿角片、巴戟天、仙灵脾、茱萸、党参、熟地、黄芪、淮山药分别用清水洗净，一齐放入锅内加水煎45分钟，即可食用。

用法: 每日1~2次，连用1周。

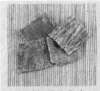

杜仲 200克

川断 50克

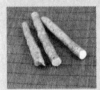

山药 200克

组成

滑胎方

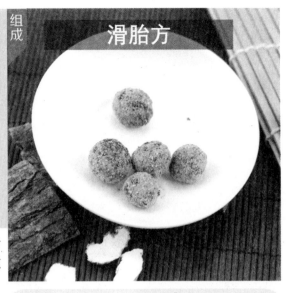

做法： 将杜仲、川断、山药混合研为细末，山药捣烂成泥，做成桐子大的药丸。

用法： 每服30克，米汤送下。

主治 滑胎，脾肾两虚型。症见屡孕屡坠，或坠后难以受孕，头晕耳鸣，腰膝酸软，神疲肢倦。

参芪保胎膏

组成

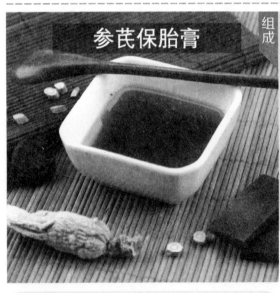

人参 15克

黄芪 30克

生地 20克

阿胶 30克

做法： 先将人参、黄芪、生地加水500毫升煎2次，取汁浓缩至300毫升；阿胶加水100毫升隔水蒸化，合并以上汁液，收膏。

用法： 每服20毫升，每日3次，30日为1个疗程。

主治 滑胎，气血虚弱型。症见屡孕屡坠，头晕心悸，神疲肢软。

阿胶糯米粥

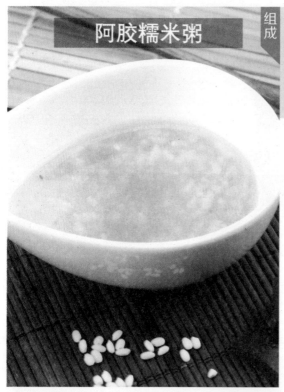

组成

阿胶 5克　　　糯米适量

做法： 将艾叶、杜仲水煎取汁；将糯米洗净煮粥，调入药汁，将阿胶用热水烊化，用粥送服阿胶。

用法： 每日1剂，连服1周。

主治 滑胎，气血虚弱型。症见屡孕屡坠，面色白或萎黄，头晕心悸，神疲肢软，舌质淡，苔薄，脉细弱。

组成

枸杞子 30克　　　红枣 10枚

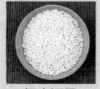

粳米适量

枸杞红枣粥

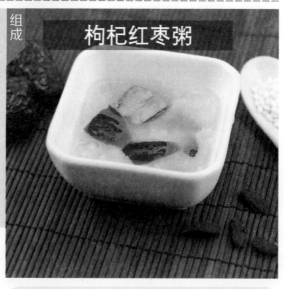

做法： 将红枣洗净去核，与枸杞子、粳米一起加水，煮熟成粥。

用法： 每日3次温服。

主治 滑胎，气血虚弱型。症见屡孕屡坠，月经量少或经期推后，或闭经。

安胎方

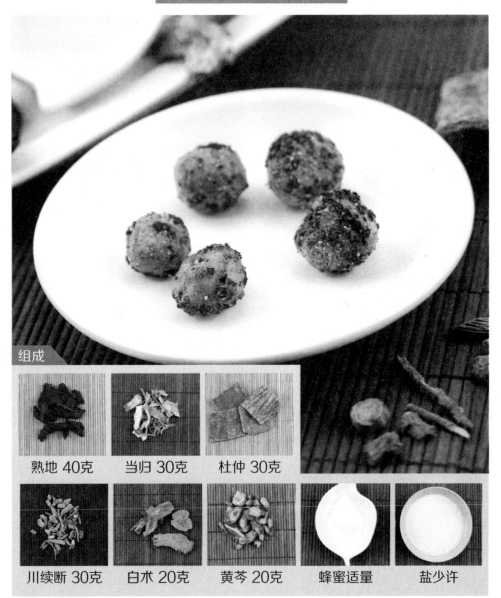

组成

熟地 40克	当归 30克	杜仲 30克
川续断 30克	白术 20克	黄芩 20克
蜂蜜适量	盐少许	

做法： 将熟地、当归、杜仲、川续断、白术、黄芩混合，共研为末，加蜂蜜、盐制成丸。

用法： 每服10克，每日2次，淡盐水送下。

说明： 妊娠40日始用。

主治 滑胎，气血虚弱型。症见屡孕屡坠，月经量少或月经推后。

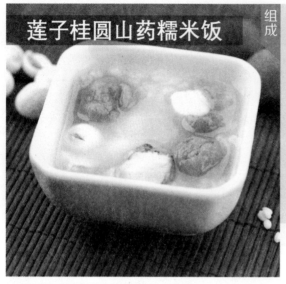

组成

莲子肉 50克

桂圆肉 50克

山药 50克

糯米 300克

莲子桂圆山药糯米饭

做法： 将莲子肉、桂圆肉、山药与泡过的糯米置盆中，加适量水，上笼屉蒸成米饭。

用法： 每日1~2次，连用2周。

主治 滑胎，胎动不安，脾肾两虚型。症见屡孕屡坠，头晕心悸，腰膝酸软。

组成

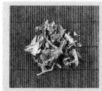

艾绒适量　　细盐适量

艾绒盐灸

做法： 把艾绒做成枣核大的艾炷。

用法： 取细盐适量，填满脐，上置艾炷灸之，每次5~20个，隔日灸治1次，10次为1个疗程。

主治 滑胎。

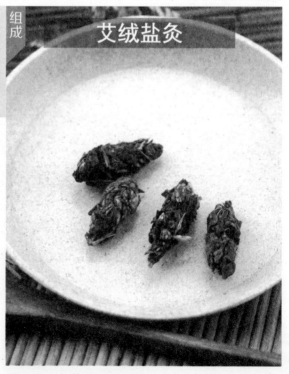

莲子猪肚粥

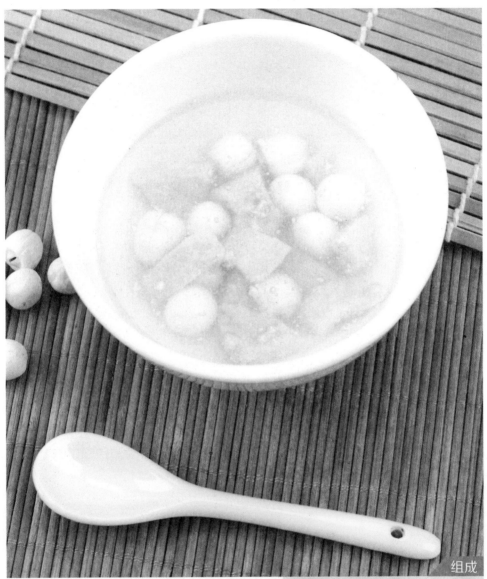

做法： 将猪肚洗净，切小块；与莲子同煮为粥即可。

用法： 随意服食。

主治 滑胎。症见屡孕屡坠。

组成

莲子 50克

猪肚 1具

鸡汤 1000毫升

红壳小黄米 250克

组成

老母鸡小黄米安胎粥

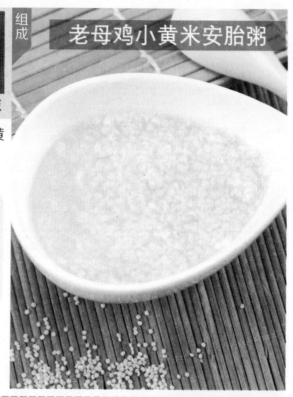

做法： 在鸡汤中加入淘净的小黄米，煮成粥。

用法： 可连续服用。

主治 滑胎，气血虚弱型。症见屡孕屡坠，月经量少或月经推后，或闭经。

黑豆 90克

米酒 60毫升

白糖适量

组成

米酒煮黑豆

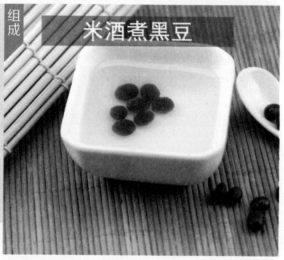

做法： 将黑豆用水洗净，加米酒及水煮沸，改用小火煮至豆烂，撒白糖即可。

用法： 每日1次，连服数日。

主治 胎动不安，肾虚型。症见妊娠期阴道少量出血，色黯淡，腰酸腹坠痛，或伴头痛、耳鸣。

黄酒蛋黄羹

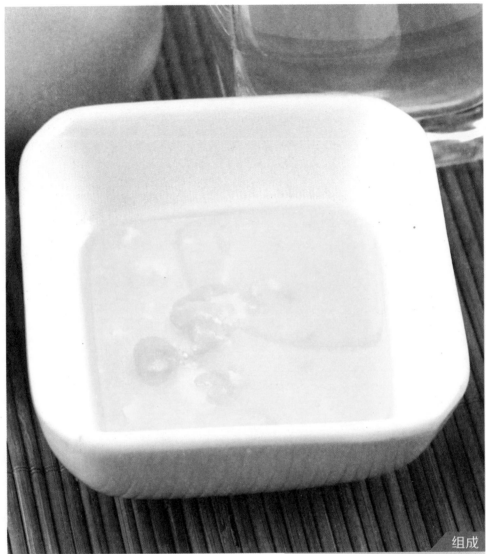

组成

做法： 黄酒中加入鸡蛋黄，加适量水调匀，加食盐少许，入锅蒸30分钟。

用法： 每日食1~2次，连服20日。

主治 滑胎，气血虚弱型。症见屡孕屡坠。

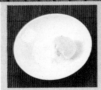
鸡蛋黄 5个

黄酒 50毫升

白麻根贴

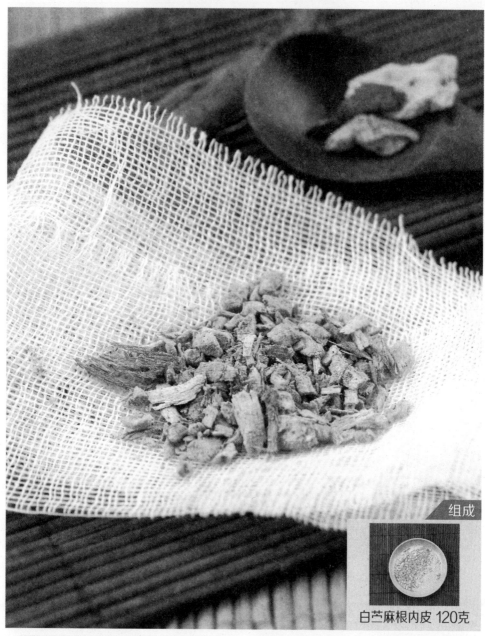

组成

白苎麻根内皮 120克

主治 滑胎，胎漏。

做法： 将白苎麻根研碎，放在纱布上。

用法： 敷脐部，外覆纱布，胶布固定，胎安后即去药。

寄生党参猪骨汤

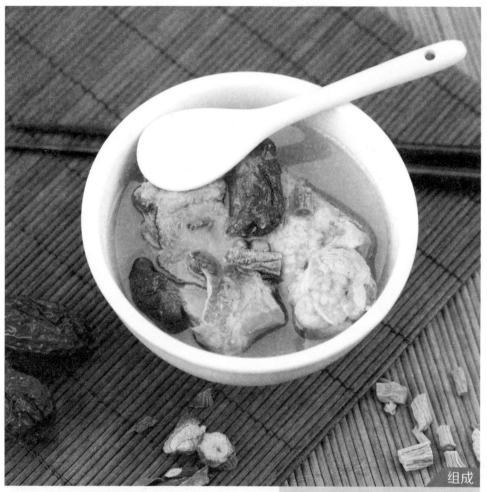

组成

做法： 选猪碎骨，或猪脊骨洗净，斩件；桑寄生、党参、红枣去核洗净，与猪骨一齐放入锅内，加清水适量，大火煮沸后，小火煲3小时，调味食用。

用法： 每日1~2次，连服2周。

主治 妊娠中期胎动不安，或胎儿发育不良，气血两虚型。症见形体消瘦，体倦乏力，腰膝酸软。

猪骨 500克

桑寄生 30克

党参 30克

红枣 5枚

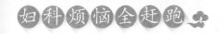

先兆性流产

流产是指妇女在妊娠2～3月内，因怀孕后体质虚弱或跌倒外伤，导致阴道流血，量不多，持续不止，严重者下腹、腰、尻坠痛，此多为先兆性流产。中医学称之胎漏、胎动不安。患者及时休息和进行保胎治疗，可安全度过孕期。

中医学称先兆流产为"胎漏""胎动不安"，若继续发展，可有坠胎、小产之虞。一般在怀孕3个月以后，胎儿已成形而坠者，则称"小产"，或称"半产"。

☻ 小 贴 士

★ 先兆性流产症状

1. 妊娠28周前，虽停经后妊娠反应呈阳性，但仍出现少量阴道出血，常比月经量少，初为鲜红色，渐变为深褐色。

2. 继之常出现阵发性下腹痛或腰背痛，伴腰痛下坠感，但无组织物排出，小便次数多等。

3. 妇科检查时子宫颈口未开，羊膜囊未破裂，子宫大小与停经月份相符，尿妊娠试验阳性，超声波检查有胎心和胎动波。如胚胎正常，引起流产的原因被消除，则出血停止，无子宫收缩，妊娠可以继续。

4. 呕吐剧烈不能进食，导致孕妇脱水，电解质紊乱，严重者会危及胎儿及孕妇生命。

★ 出现先兆性流产症状时如何应对

1. 去医院做检查，如果是母体的问题，可以注射黄体酮加维生素E一同保胎。

2. 如果是胚胎发育不良或者染色体异常，建议不要这个孩子。

3. 如果出现了褐色分泌物伴有腹痛现象，就应当小心，卧床休息，不要干重活儿。

双川安胎蛋汤

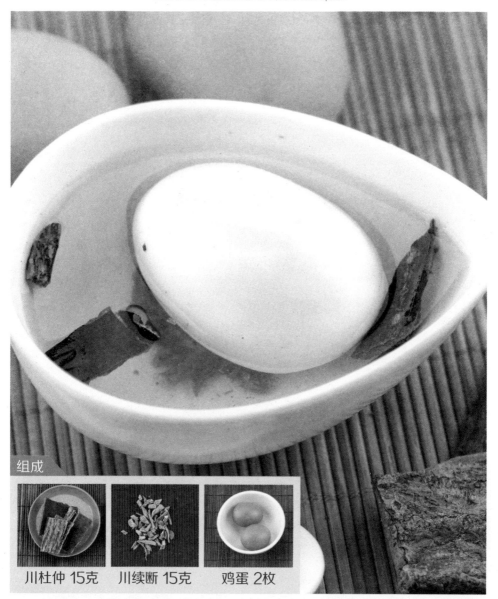

组成

川杜仲 15克	川续断 15克	鸡蛋 2枚

做法: 洗净鸡蛋,连壳用大火煮熟,去壳;洗净川杜仲、川续断,置瓦罐中用大火煮沸,加去壳鸡蛋;改小火煨60分钟。

用法: 每日2次,每次吃1个鸡蛋,喝汤。

主治 补肾益肝,行血安胎。对跌仆闪失及肾虚引起的先兆性流产有辅助治疗作用。

山药桂圆粥

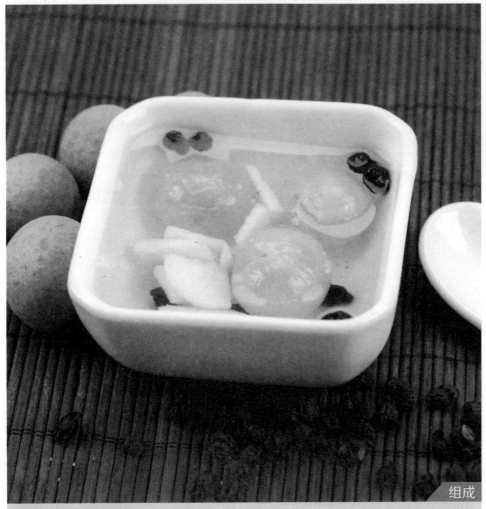

组成

山药 100克

桂圆肉 15克

荔枝肉 3~5个

五味子 9克

白糖适量

做法： 先将山药去皮切成薄片，与桂圆、荔枝、五味子同煮为粥，撒入白糖溶化后即可食用。

用法： 早晚各1次，可常服。

主治 补益心肾，固涩安胎。适用于肾虚之先兆性流产。

荸荠豆浆

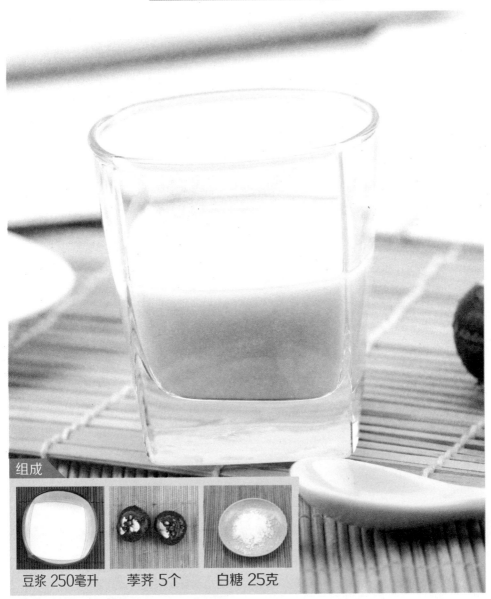

组成

豆浆 250毫升　　荸荠 5个　　白糖 25克

做法： 用沸水烫荸荠1分钟，捣碎放入净纱布内绞汁待用；生豆浆放入锅中用中火烧沸；掺入荸荠汁兑水，待再煮沸后，倒入碗内，加白糖搅匀即成。

用法： 顿服。

主治 清润凉血。用于血热之先兆性流产。

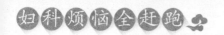

习惯性流产

连续3次以上的自然流产者，称为习惯性流产。习惯性流产多发生在怀孕3个月以内，亦有发生在六七个月时的，原因与黄体功能不全、甲状腺功能低下、先天性子宫发育异常、宫颈内口闭锁不全及子宫肌瘤和全身性急、慢性传染性疾病等有关。

现代医学称"自然流产"。如在堕胎或小产之后，下次受孕，仍如期而坠，或屡孕屡坠，达3次以上者，称"滑胎"，今称"习惯性流产"。中医学称习惯性流产为"滑胎"，又叫"堕胎""小产"。认为是由气血不足、脾肾亏虚、冲任不固所造成的。

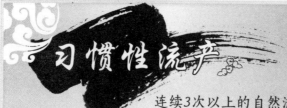

★ 习惯性流产的征兆

1. 遗传基因缺陷：染色体异常的胚胎多数结局为流产，极少数可能继续发育成胎儿，但出生后也会发生某些功能异常或合并畸形。

2. 环境因素：过多接触某些有害的化学物质(如砷、铅、苯、甲醛、氯丁二烯、氧化乙烯等)和物理因素(如放射线、噪声及高温等)，均可引起流产。

3. 母体因素：妊娠期患急性病、高热、细菌毒素或病毒(单纯疱疹病毒、巨细胞病毒等)、严重贫血或心力衰竭、慢性肾炎或高血压、生殖器官疾病(如子宫畸形、双子宫、纵隔子宫及子宫发育不良等)、盆腔肿瘤(如子宫肌瘤等)、甲状腺功能减退症、严重糖尿病未能控制、胎盘内分泌功能不足均可导致流产。

4. 免疫因素：若母儿双方免疫不适应，则可引起母体对胚胎的排斥而致流产。

菟丝子粥

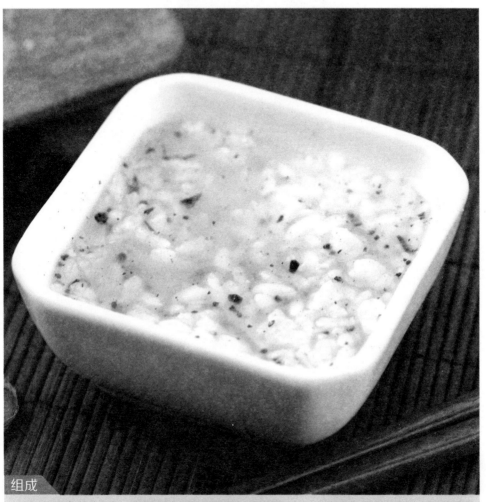

组成

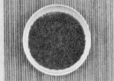

菟丝子 60克

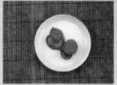
鹿茸 8克

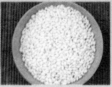
粳米 100克

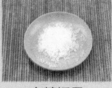
白糖适量

做法： 将菟丝子、鹿茸捣碎，加水煎，取汁弃渣；加入淘净的粳米煮成粥，粥成时加白糖。不喜甜食者，可不加糖，而加入少许食盐。

用法： 日常食用。

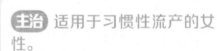 **主治** 适用于习惯性流产的女性。

莲子糯米粥

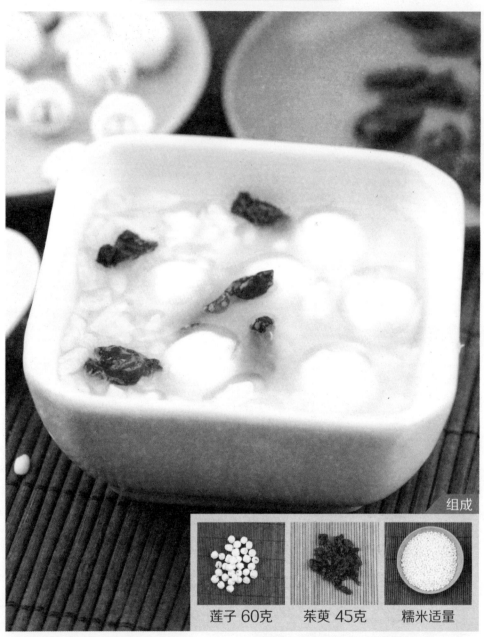

组成

莲子 60克	茱萸 45克	糯米适量

主治 适用于习惯性流产者。

做法： 将莲子、茱萸加水浸泡30分钟，再加入糯米、适量水，用小火煮熟即可。

用法： 不拘量，常服。

妊娠高血压综合征

妊娠高血压综合征，简称妊高征，为常见的而又严重影响母婴安全的疾病，是怀孕5个月后出现高血压、浮肿、蛋白尿等一系列症状的综合征，严重时会出现抽搐、昏迷甚至死亡，医学上称为"子痫"。它严重地威胁着母胎生命安全。

妊娠高血压综合征，是孕妇特有的疾病，常发生在妊娠24周以后，表现为水肿、高血压和蛋白尿。严重时出现抽搐、昏迷、心力衰竭和肾功能衰竭。病因不明，但常发生在第一胎，更多见于双胎、羊水过多或原有高血压病的孕妇。妊娠高血压综合征属于中医学"子肿"（妊娠肿胀），"子晕"（妊娠眩晕），"子痫"（妊娠痫证）等范畴。

⊙ 小贴士

✓ 饮食适宜

1. 宜优质蛋白质、高维生素饮食；2. 宜食用含钙、钾和镁多的食物；3. 宜含纤维素高的食物；4. 宜多吃能保护血管和降血压及降脂的食物。

🚫 饮食禁忌

1. 忌高盐饮食；2. 忌高脂肪饮食；3. 忌高胆固醇饮食；4. 忌暴饮暴食；5. 忌辛辣刺激性食物。

★ 妊娠高血压综合征孕妇产后护理

妊高征孕妇在产褥期仍需继续监测血压，产后48小时内每2～4小时测血压、脉搏一次，即使产前未发生抽搐，产后48小时亦有发生的可能，故产后48小时内仍应继续硫酸镁的治疗和护理。应严密观察子宫复旧情况，严防产后出血。在不影响病人休息及治疗的情况下，尽早协助母乳喂养，可加强子宫收缩，促进母体恢复。

胡萝卜粥

组成

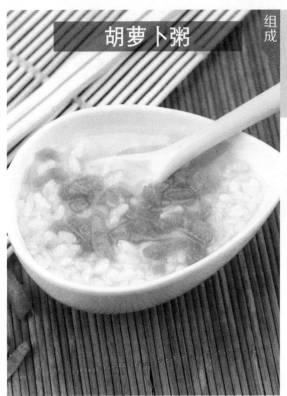

胡萝卜 150克

粳米 100克

做法： 将鲜胡萝卜洗净、去皮切小块；大米淘洗干净，与胡萝卜块加水熬煮成粥。

用法： 每日1次。可常食。

主治 适用于脾虚肝旺型妊娠高血压综合征，症见水肿，头晕头痛，食欲欠佳。

组成

鲫鱼木耳汤

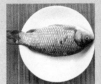
鲫鱼 250克　　木耳 30克

做法： 鲫鱼去鳞及内脏，洗净，加木耳、水、油、少量盐，煮熟即可。

用法： 每隔5日吃1次。

主治 有利尿作用。适用于妊娠高血压综合征水肿。

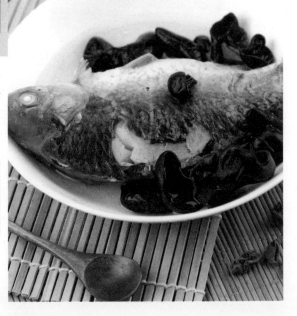

鲫鱼小豆汤

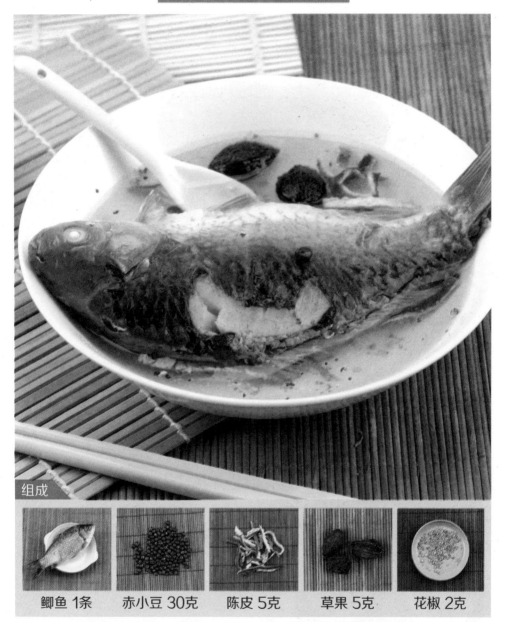

组成

| 鲫鱼 1条 | 赤小豆 30克 | 陈皮 5克 | 草果 5克 | 花椒 2克 |

做法: 将鲫鱼去鳞、内脏，洗净；再将赤小豆、陈皮、草果、花椒洗净放入鱼腹，放少许姜、葱、盐、水，鲫鱼煮熟即可。

用法: 食鱼喝汤。

主治 适用于脾虚型妊娠高血压综合征。

芹菜瘦肉汤

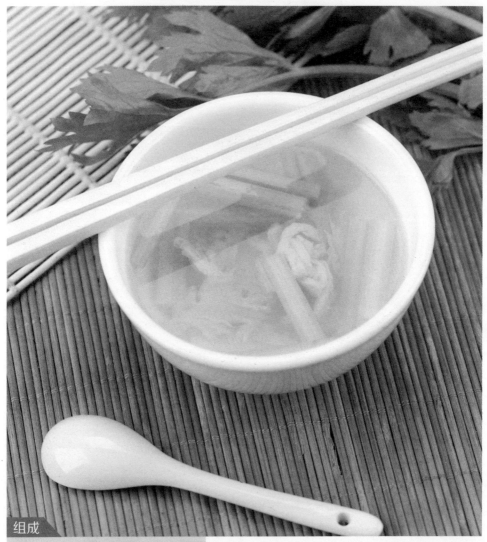

组成

芹菜（连叶、茎）100克

瘦猪肉丝 100克

做法： 将芹菜切段，锅内放适量清水，水沸后加入芹菜段；煮熟后投瘦猪肉丝，滚片刻入盐、油、味精调味。

用法： 每日常食用。可连续服。

主治 适用于阴虚阳亢型妊娠高血压综合征。

陈皮冬瓜汤

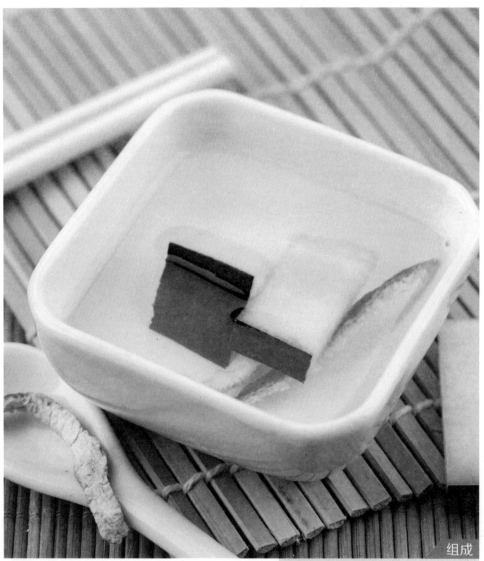

做法： 冬瓜切片，陈皮洗净；陈皮、冬瓜加水入锅煮熟，加少许盐。

用法： 每日2次，服至肿消。

主治 行气利水。适用于气滞型水肿，症见水肿，脘闷胁胀。

组成

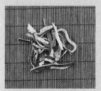

陈皮 10克

冬瓜（连皮）250克

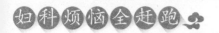

乳腺炎

乳腺炎是以乳房部红肿热痛，甚或溃破溢脓为主要临床表现的一种急性疾病。中医学称为乳痈，是由于乳汁瘀滞，乳络不畅，败乳蓄积而致；或因肝胃不和，经络阻塞，气血凝滞而致。

☺ 小贴士

★ 注意事项

1. 不要过早催乳，宝宝在1周以前的食量非常小，妈妈现有的奶水已足够其食用。

2. 哺乳时让宝宝把乳头及整个乳晕都含住，要吸空一侧乳房，再换另一侧；不让宝宝含着乳头睡觉，以免过度地用力吮吸，使乳头皲裂、细菌入侵。

3. 宝宝如果吸不完妈妈的乳汁时，在哺乳后，可以用吸奶器把残留的奶水吸干，避免瘀积。

4. 当晚上宝宝较长时间不吃奶时，妈妈要定时起来挤奶，消除乳胀（很多新手妈妈，都是一夜之间患上乳腺炎的）。

5. 保持乳房清洁、舒适，哺乳前，用清水仔细清洁乳房，然后用毛巾对乳房热敷，这样可以帮助乳腺管畅通。

6. 内衣要经常更换，以免污染乳头，进而感染乳腺，同时不要穿带有钢托的乳罩，以免钢托挤压乳房，造成局部乳腺乳汁瘀积。

7. 乳头有感染征兆时，要及时使用抗生素。一旦发生乳腺炎，要及时静脉注射抗生素，以免形成化脓性乳腺炎。若已发展成化脓性乳腺炎，就要及时切开引流。

蒲公英金银花饮

组成

蒲公英 50克

金银花 30克

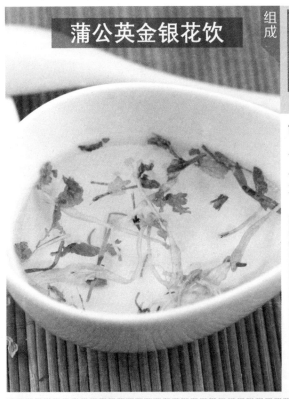

做法： 将蒲公英、金银花一起加入砂锅中，加水煮沸。

用法： 每日1剂，1日2次，连服3~5日。

主治 乳腺炎初期。症见乳房红肿疼痛，或有硬块、乳汁流通不畅，兼见时有怕冷、发热、头痛、身痛，或有胸中烦闷而不舒服、口中干燥、呕吐等症。

丁香外敷

组成

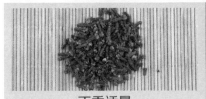
丁香适量

做法： 将丁香研末。
用法： 敷患处。

主治 乳头皲裂。

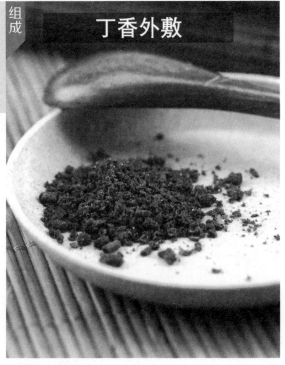

蒲公英地丁蜂房汤

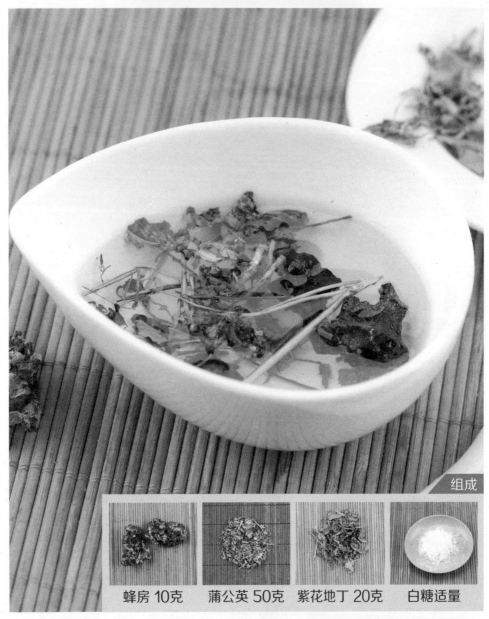

组成

| 蜂房 10克 | 蒲公英 50克 | 紫花地丁 20克 | 白糖适量 |

主治 乳腺炎。

做法： 将蜂房、蒲公英、紫花地丁一起放入砂锅中，加水，煮沸，再煮5分钟。

用法： 每日1剂，1日2次，连用数日。

乳腺增生

乳腺增生是以乳房内出现形状不同大小不一的肿块，边界不清，与皮肤无粘连，推之可移，经前胀痛，肿块增大，形状不规则，经前肿痛加剧，经后减轻为主要临床表现的疾病。中医学称为乳癖，是由于肝脾两虚，痰气互结，或冲任失调所致，伴心烦易怒，月经不调，腰乏力，舌淡红，脉弦细。

小贴士

★ 女性多吃海带，好处多

海带又名昆布、纶布，为海带科植物，是一种大型食用藻类。海带不仅是家常食品，同时也具有较高的医疗价值。研究发现，海带可以辅助治疗乳腺增生，尤其是对于肥胖的女性，食用海带的效果更佳。海带具有软坚散结、除湿化痰之功效。另外，海带还含有大量的碘，可以刺激垂体前叶黄体生成素，促进卵巢滤泡黄体化，降低雌激素水平，恢复卵巢正常功能，防止内分泌失调，消除乳腺增生的隐患。所以女性朋友宜适当多吃些海带。

★ 日常预防

1. 建立良好的生活方式，调整好生活节奏，保持心情舒畅。坚持体育锻炼，积极参加社交活动，避免和减少精神、心理紧张因素。

2. 学习和掌握乳房自我检查方法，养成每月1次的乳房自查习惯。自查最佳时间应选择在月经过后或两次月经中间，此时乳房比较松软，无胀痛，容易发现异常；已绝经的妇女可选择每月固定的时间进行乳房自查。自查中如发现异常或与以往不同体征时应及时到医院就诊。

3. 积极参加乳腺癌筛查或每年1次乳腺体检。

木香生地敷熨

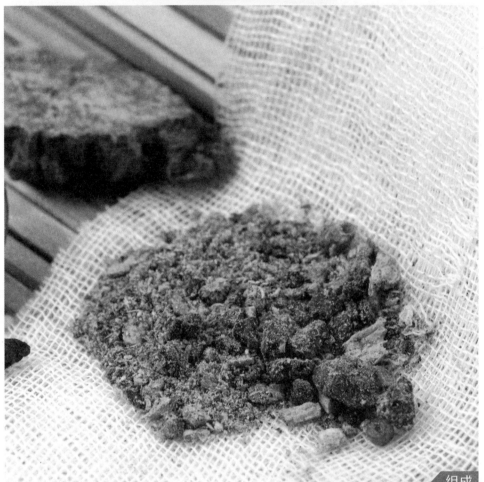

组成

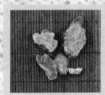
木香10克

生地10克

主治 乳腺增生，肝郁型。症见肿块随喜怒消长，伴胸闷胁胀。

做法： 将木香、生地研末，放在纱布上，敷患部。

用法： 上药捣烂成饼；以药饼敷局部，熨斗熨之。

瓜蒌连翘熨

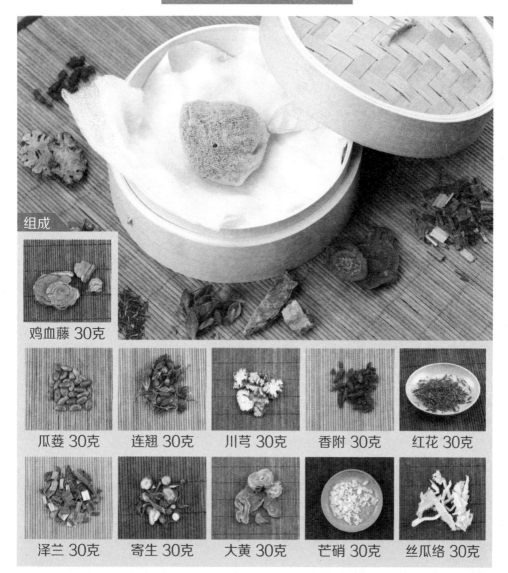

组成

鸡血藤 30克

瓜蒌 30克

连翘 30克

川芎 30克

香附 30克

红花 30克

泽兰 30克

寄生 30克

大黄 30克

芒硝 30克

丝瓜络 30克

做法：将上述药混合，研末；装入两个白布袋中，其大小以覆盖乳房为度；将药袋置锅中蒸热。

用法：外敷乳房患部，两个药袋交替使用，药袋不宜过热，以皮肤能耐受为度，勿烫伤。临用时药袋上洒酒精或烧酒少许，每次热敷半小时，用完后，将药袋用塑料布包好，留待下次用，该方可热敷10次左右，药效即已消失，切勿内服。

主治 乳腺增生，肝郁痰凝型。症见乳房肿块，善郁易怒。

乳络不通

乳络不通是指乳汁排出不畅，可出现乳房胀痛，重者继而乳房红肿灼热，甚至全身发热，则为乳腺炎先兆。中医学认为是产后情志抑郁，郁怒伤肝，肝失条达，气机不畅，以致经脉涩滞，乳络不通，阻碍乳汁运行。

小贴士

★ 症状表现

1. 乳房内奶少，感觉乳房胀痛。

2. 乳房胀痛难忍，使尽一切方法可奶水就是不出来，宝宝也吃不出来。

3. 乳房内总是感觉有淤奶或肿块，揉一揉好一会儿，不揉了还会有。

4. 初期乳房还感觉过胀痛，由于宝宝不在身边或生气或宝宝不爱吃等各种原因，奶水越来越少，也不再胀了。

5. 整个乳房胀痛，硬得像石头，任凭怎么按摩、热敷、吸吮都解决不了问题，更何况是吸奶器。

6. 奶水充足，但乳房时而会有刺痛的感觉，摸上去，也隐隐感觉有触痛感。

7. 奶水淤积乳房发热，这是乳腺炎的初期症状。

8. 乳房内有大小硬块，触摸会滑动，按压会感觉疼痛。

9. 奶水淤积导致附乳有肿块，怎么揉都下不去，有时是腋下有肿块，也是揉不下去。

10. 孕期乳汁不到位，宝宝吸吮或自己按摩过多，但奶水仍然下不来，导致乳头溃烂或皲裂。

丝瓜散

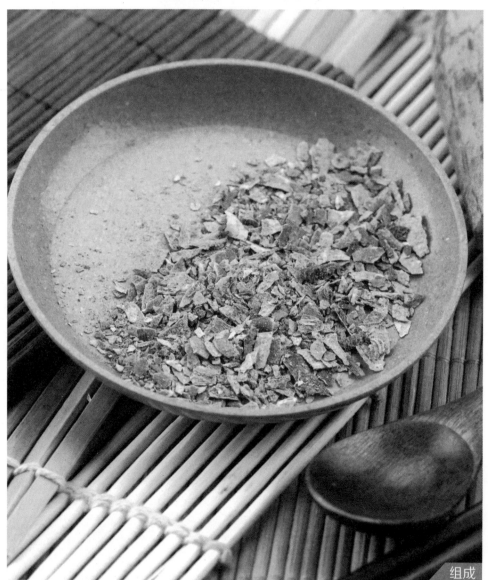

做法： 将丝瓜连子切小片，烧存性研末。

用法： 以酒冲泡，每次服3～6克，随即盖被取汗，乳自通。

主治 乳络不通。

组成

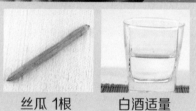

丝瓜 1根　　白酒适量

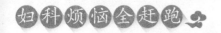

回 乳

由于某种原因致使乳母不能进行正常哺乳，如乳母患传染病或婴儿死亡等，须进行回乳，以免乳房胀痛和发生乳腺炎。

小贴士

★ 日常护理

1. 在饮食方面要适当控制汤类饮食。不要再让孩子吸吮乳头或挤乳。但不可以立即停止喂奶。

2. 自疗回奶中见乳房胀痛，可以用温热毛巾外敷，并进行从乳房根部到乳头的推揉。

3. 乳汁少的妇女，只要逐渐减少哺乳次数，乳汁分泌自会渐渐减少而停止。

4. 减少进食荤性汤水。

生麦芽回乳汤

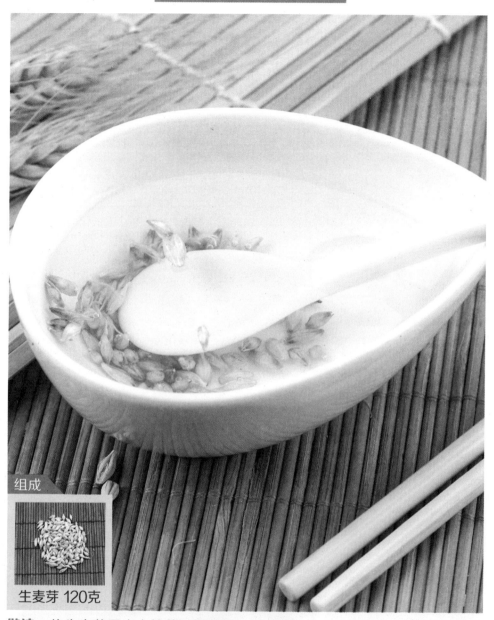

组成

生麦芽 120克

做法： 将生麦芽用小火炒黄，再置锅内，加水800毫升，煎至400毫升，滤汁；再加水600~700毫升，煎至400毫升。

用法： 将两次药汁混合为1日量，分3次温服。

 回乳。

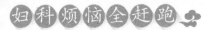

莱菔子回乳汤

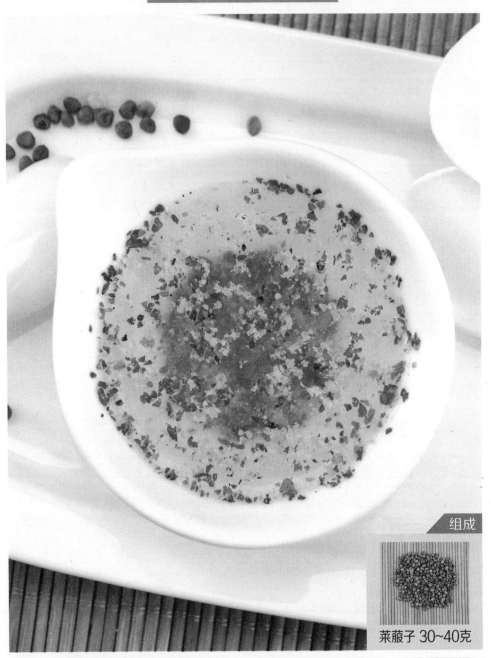

组成

莱菔子 30~40克

做法： 将莱菔子研碎，加水浸泡30分钟后，加水煮沸，再煮5分钟。

用法： 分3次温服，每日1剂。

主治 回乳。

陈皮莱菔子柴胡回乳汤

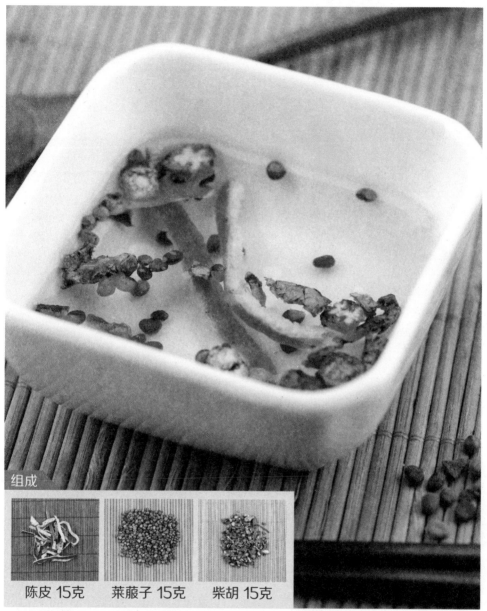

组成

陈皮 15克	莱菔子 15克	柴胡 15克

做法： 将陈皮、莱菔子、柴胡一起加水800毫升，煎至400毫升，滤汁；再加水600~700毫升，煎至400毫升。

用法： 分两次服，每日1剂。

 回乳。

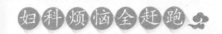
缺乳

缺乳指产后哺乳期乳汁分泌不足。多由产后气血虚弱，不能生化乳汁，或肝气郁结，气机不畅所致。

辨证分型

1 气血虚弱型　症见产后乳少，甚或全无，乳汁清稀，乳房柔软，无涨感，面色少华，神疲食少，舌淡少苔，脉虚细。

2 肝郁气滞型　症见产后乳汁分泌少，甚或全无，胸胁胀闷，情志抑郁不乐，或有微热，饮食不振，舌正常，苔薄黄，脉弦细或数。

小贴士

★ 产妇应警惕的错误举动

最少6个月的母乳喂养是基本的育儿常识，但由于产后缺乳，许多宝宝都得不到这样的"款待"，而造成产后缺乳是与产妇的不当举动分不开的。产妇应警惕下列5种错误举动。

1. 喂奶不及时。女性在分娩后，胎盘娩出，泌乳素就开始分泌，而许多产妇在此时都没有使乳房获得吸吮的良性刺激，泌乳素的分泌就会慢慢下降，导致乳汁分泌减少。

2. 过多食用汤类。许多产妇在分娩后，会在短时间内喝下许多大补的汤水，而过量营养物质和胶原蛋白的摄入，会使乳汁在乳管内变得浓稠而导致流动不畅，不但不容易排出乳汁，而且阻碍了新生的乳汁，造成缺乳。

3. 喂奶后没有排空余奶。有些产妇认为孩子这次没有吃完奶水，可储存在乳房里，下次再吃，这种做法是完全错误的。孩子吸吮得越多，乳汁分泌也就越多，因此每次充分哺乳后应挤净乳房内的余奶。

4. 喂奶不当。不正确的喂奶姿势、频率和时间都会影响到正常的乳汁分泌。

5. 混合喂养过早。混合喂养过早，就会使孩子习惯了更容易喝到奶的奶瓶，而不愿意再吃母乳，缺少吸吮的乳房就会减少乳汁的分泌。

赤小豆汤

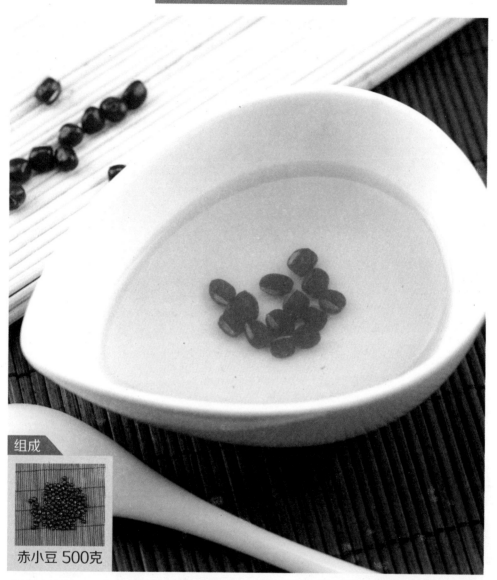

组成

赤小豆 500克

做法： 将赤小豆加水800毫升，煎至400毫升，滤汁；再加水600~700毫升，煎至400毫升。

用法： 每天早、晚各服一半的赤小豆汤（去豆、饮浓汤）。连服3~5日。

主治 缺乳，气血虚弱型。症见产后乳少，甚或全无，乳汁清稀，乳房柔软，无涨感，面色少华，神疲食少，舌淡少苔，脉虚。

黑芝麻僵蚕饮

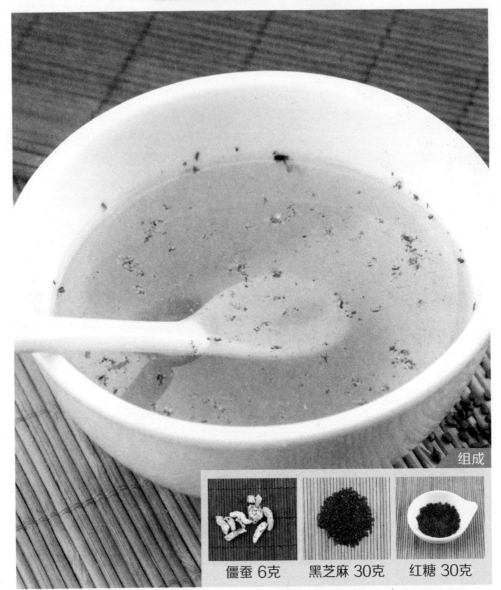

组成

| 僵蚕 6克 | 黑芝麻 30克 | 红糖 30克 |

主治 缺乳，气血虚弱型。症见产后乳少，甚或全无，乳汁清稀，乳房柔软，无涨感，神疲食少。

做法： 将僵蚕研细，芝麻捣碎，加入红糖后拌匀，放入茶杯内，倒入沸水，加盖后闷10分钟。

用法： 1次顿服，每日服1次，空腹时服。

双花公英王不留行汤

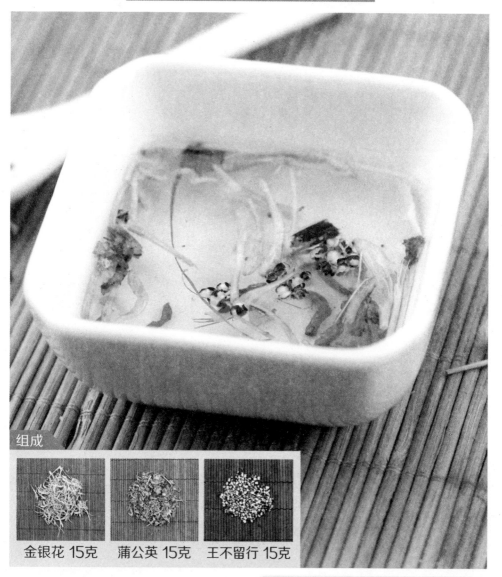

组成

金银花 15克　　蒲公英 15克　　王不留行 15克

做法： 将金银花、蒲公英、王不留行一起加水800毫升，煎至400毫升，滤汁；再加水600~700毫升，煎至400毫升，再加水600~700毫升，煎至400毫升，水煎3次后合并药液。

用法： 分3次服，并以少量黄酒为引。每日1剂。

主治 缺乳，肝郁气滞型。症见产后乳汁分泌少，甚或全无，胸胁胀闷，情志抑郁不乐，或有微热，饮食不振，舌正常，苔薄黄，脉弦细或数。

更年期综合征

更年期综合征亦称为绝经前后诸症，是指妇女进入老年，肾气日衰，肾阴失调而导致脏腑功能失常。临床以眩晕耳鸣，烘热汗出，烦躁易怒，面目下肢浮肿，或月经紊乱，情志不宁为主要表现的疾病。

辨证分型

1 肾阴虚型　症见头目眩晕耳鸣，面部烘热汗出，五心烦热，腰膝酸痛，月经规律紊乱，舌红少苔，脉细数。可兼见皮肤干燥，瘙痒，口干便干。

2 肾阳虚型　症见面色晦暗，精神萎靡，形寒肢冷，纳呆便溏，面浮肢肿，舌淡苔薄，脉沉细无力。

小贴士

★ 提前更年要预防

女性更年期一般出现在45～65岁之间，但近年来，女性更年期有提前的趋势，因此，专家建议，职业女性应从35岁开始，就注意体内性激素的平衡，预防更年期的症状。

更年期症状较为严重的患者，应在医生指导下进行雌激素的补充，中年女性可采用植物激素来补充体内的雌激素流失，而服用中药也是不错的选择，中药中含有许多异黄酮，能补充植物雌激素，如葛根粉等。另外，职业中年女性应注意养成有规律的生活方式，按时作息，劳逸结合，多进行体育锻炼，调节情绪，学会和提高自我调节及控制的能力，保持心情愉快。

★ 饮食宜忌

1. 多增加优质蛋白质类食品的摄入，多吃富含维生素类食物，饮食宜清淡、低脂。

2. 忌食辛辣食物，忌食热性食物，忌高糖、高脂饮食，要少饮酒、不吸烟。

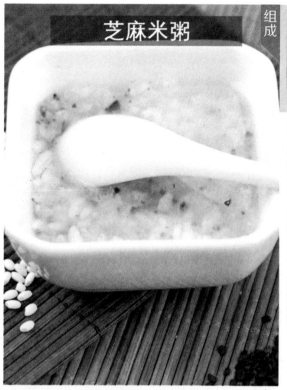

芝麻米粥

组成

芝麻 15克

大米 100克

做法： 将芝麻用水淘净，再轻微炒黄后，研成泥状，加大米、水煮成粥。

用法： 每日1次，可常服。

主治 更年期综合征，肾阴虚型。症见头目眩晕耳鸣，面部烘热汗出，五心烦热，腰膝酸痛，月经规律紊乱。

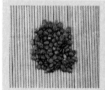
酸枣仁 30克　粳米 60克

组成

酸枣仁粥

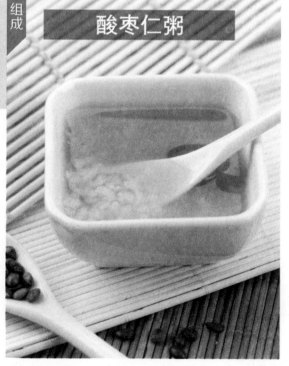

做法： 先将酸枣仁水煎取汁，加淘净的粳米，加水，共煮成粥。

用法： 每日1次，连服10日为1个疗程。

主治 更年期综合征。症见逐渐情志失常，喜怒无度，失眠多梦。

木耳红枣散

组成

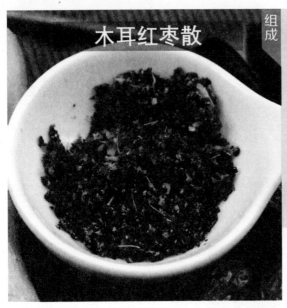

木耳 120克

红枣 120克

姜 60克

红糖 120克

做法：将木耳、红糖混合，研末；姜、红枣切碎末；将木耳红糖末和姜枣末混合，放在蒸锅上蒸熟。

用法：服食，每次15克，每日2次。

主治 更年期综合征，或经期、妊娠期、产后、更年期癔病。

核芡莲子粥

组成

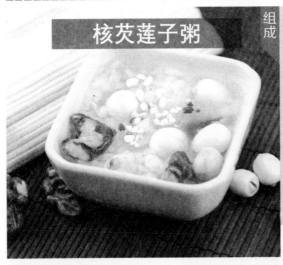

核桃仁 20克

芡实 18克

莲子 18克

粳米 60克

做法：将莲子、芡实浸泡30分钟，粳米淘洗干净；莲子、芡实、核桃仁一起加水，煮成粥。

用法：常食。

主治 更年期综合征，肾阳虚型。症见面色晦暗，精神萎靡，形寒肢冷，纳呆便溏，面浮肢肿。

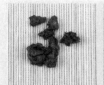

黄精 15~30克　山药 100~200克

鸡 1只

组成

黄精山药鸡汤

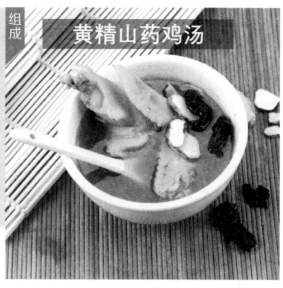

做法： 将鸡切块，洗净，加水煮沸，将鸡块捞出，备用；将鸡块、黄精、山药放入汤碗中，加水，隔水炖熟。

用法： 调味服食，分2次食用，隔日1次，连服数日。

主治 更年期综合征，肾阴虚型。症见头目眩晕耳鸣，面部潮热汗出，五心烦热，腰膝酸痛。

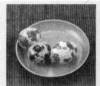 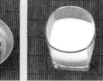

鹌鹑蛋 2枚　牛奶 200毫升

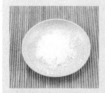

白糖适量

组成

牛奶鹌鹑汤

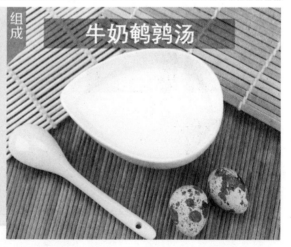

做法： 将牛奶放入锅内，加少许水用小火煮沸；鹌鹑蛋磕开，加入牛奶中，用小火煮至刚熟，加入适量白糖。

用法： 服食，分2次食用，隔日1次，连服数日。

主治 更年期综合征，心脾气虚型。症见头晕眼花，面色苍白，气短懒言，怔忡健忘，失眠多梦，无故忧思等。

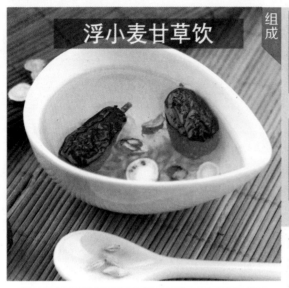

浮小麦甘草饮

组成

浮小麦 30克

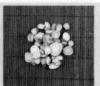
甘草 10克

红枣 5枚

做法： 将浮小麦、甘草、红枣一起加水，煮沸，再煮5分钟。

用法： 每日1剂，1日2次。

主治 更年期综合征，或经期、妊娠期、产后、更年期癔病。症见心悸、怔忡不安、悲伤欲哭，自汗。

组成

百合粥

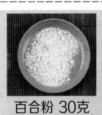
百合粉 30克

粳米 100克

冰糖适量

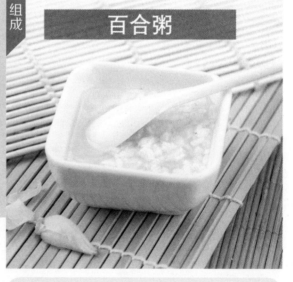

做法： 将粳米淘洗干净，加水煮沸后加百合，转小火熬至粥熟，入冰糖。

用法： 早晚服食。

主治 更年期综合征，阴虚型。症见月经紊乱，潮热，盗汗。

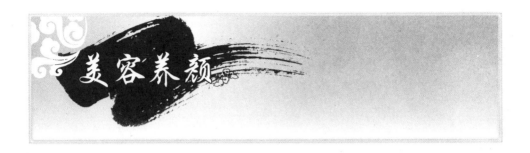

美容养颜

养颜橙苹汁

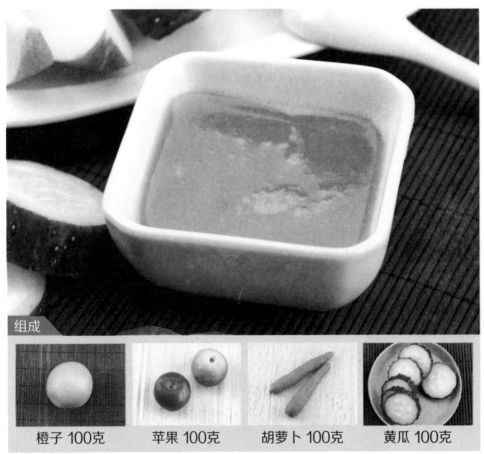

组成

橙子 100克	苹果 100克	胡萝卜 100克	黄瓜 100克

做法: 将橙子、苹果、胡萝卜、黄瓜均去皮,切碎,剁成细泥,加水,用纱布过滤去渣,留汁。

用法: 1日1次食之。

主治 美容养颜。

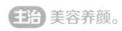

养颜香蕉蛋奶羹

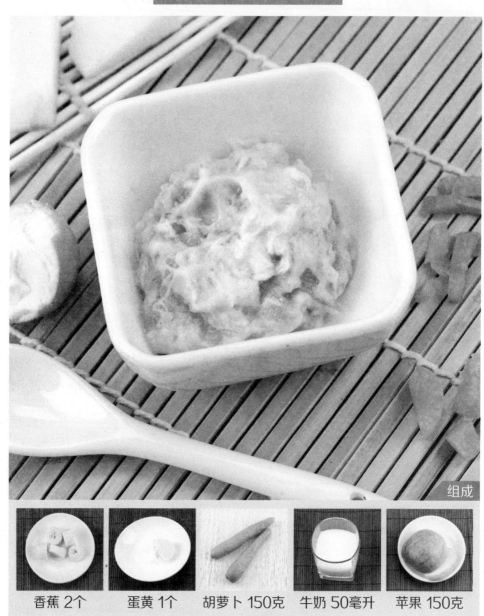

组成

| 香蕉 2个 | 蛋黄 1个 | 胡萝卜 150克 | 牛奶 50毫升 | 苹果 150克 |

做法： 将香蕉、胡萝卜去皮，苹果去皮核，均剁成细泥；将牛奶、蛋黄、蜂蜜在一起搅匀，再稍煮，即可。

用法： 服食，每日1次。

主治 美容养颜。

养颜银杞明目汤

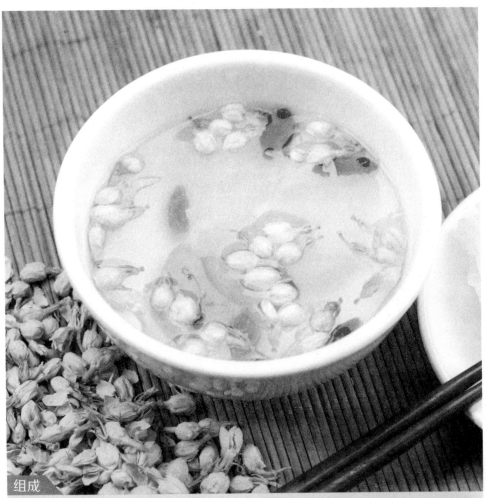

组成

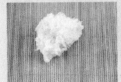

银耳 15克

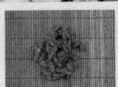

枸杞 10克

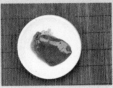

鸡肝 100克

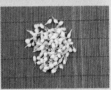

茉莉花 10克

主治 美容养颜。

做法： 将银耳水发后撕成小片；将鸡肝切薄片；在清水中放入银耳、鸡肝、枸杞，煮至将熟，再下调料、茉莉花，再煮5分钟。

用法： 每日1次服食。

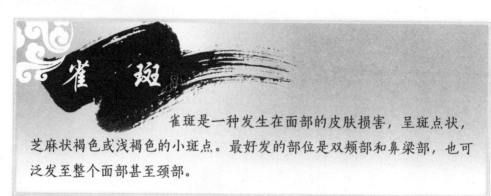

雀斑

雀斑是一种发生在面部的皮肤损害，呈斑点状，芝麻状褐色或浅褐色的小斑点。最好发的部位是双颊部和鼻梁部，也可泛发至整个面部甚至颈部。

冬瓜涂擦

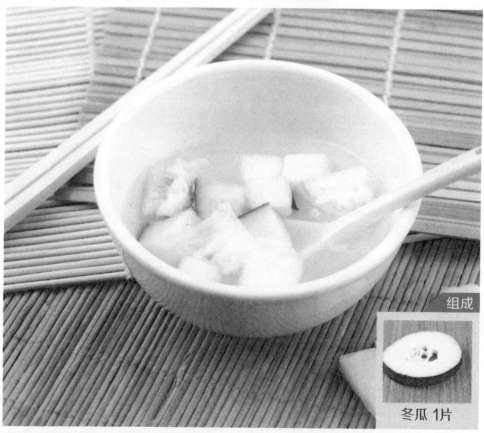

组成

冬瓜 1片

做法： 将冬瓜洗净，切成方块，连子入砂锅加酒、水各半浸泡2小时，过滤后将滤汁煎浓。

用法： 用药汁涂于患处。

主治 美容养颜。

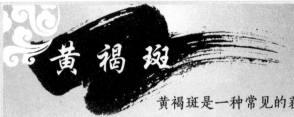

黄褐斑是一种常见的获得性色素沉着性皮肤病，好发于面部，大多表现为对称性色素沉着，呈蝶翼状，故又名"蝴蝶斑"（妊娠斑、肝斑）。

⊙ 小贴士

★ "斑"是疾病的预警信号

一些女性朋友发现脸上长斑之后，多数会认为这是内分泌失调或皮肤老化引起的，会赶紧服用一些药物或用化妆品。其实脸上长斑，尤其是突然长出来的，很可能是某些妇科疾病的预警信号，如盆腔炎、乳腺炎、乳腺增生、宫颈炎等病变。

斑是皮肤色素代谢障碍及内分泌紊乱所导致的色素沉着性病变，也是机体内在病变的外在反映。斑的产生是气血津液不流通，郁积在上半身导致的。血液之所以阻滞，多是因为肝脾肾的虚弱，肝脾受阻；发于脸面为色斑，发于体内则形成囊肿、炎症，这种"病变斑"，通常还伴有脸色发灰、发黄、发暗的症状。

因此，面部生斑可以说是脏腑功能衰退、疾病逐渐加重的反映，所以一旦出现这些病变，千万不可马虎，必须及早就医，科学用药，否则，病情加重，必将导致机体内脏早衰，危及生命。

★ 饮食宜忌

1. 多喝水。

2. 多吃蔬菜和水果，如西红柿、黄瓜、草莓、桃等。

3. 要经常摄入富含维生素C的食物，如柑橘类水果、西红柿、青辣椒、山楂、鲜枣、猕猴桃、新鲜绿叶菜等。

4. 避免刺激性的食物（刺激性食物易使皮肤衰老）。尤其咖啡、可乐、浓茶、辣椒等。

5. 戒掉不良习惯，如抽烟、喝酒、熬夜等。

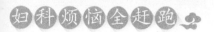
杏仁蛋清面膜

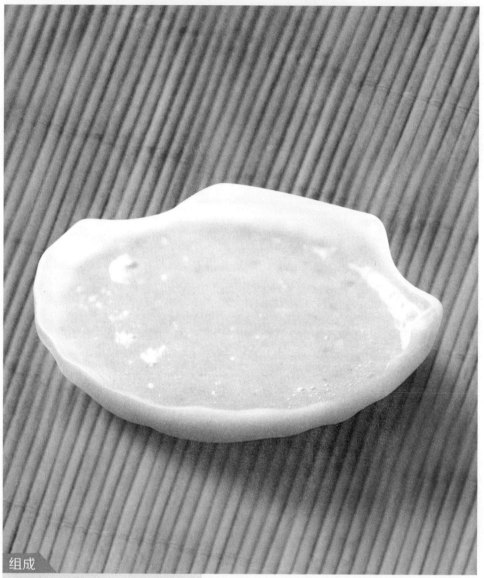

组成

杏仁适量

鸡蛋清适量

做法： 将杏仁去皮捣碎，用鸡蛋清调匀。

用法： 每晚睡前搽脸，早晨用白酒洗去。1个月为1疗程。

 黄褐斑。

牛羊胆面膜

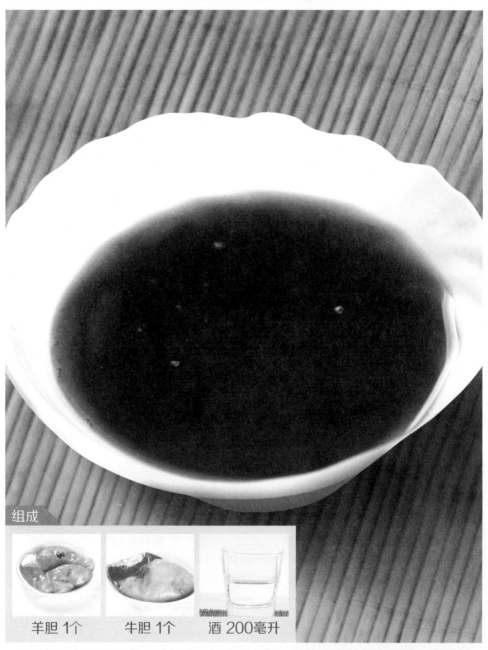

组成

羊胆 1个　　　牛胆 1个　　　酒 200毫升

主治 面部黑褐色斑。

做法： 将羊胆、牛胆刺破，汁混合，再与酒相混，放锅中煎沸即止。

用法： 每晚用胆酒涂面。

脱 发

突然头发脱落，头皮鲜红光亮，中医学称为"油风"。可发生于任何年龄，常在过度劳累、睡眠不足或受到刺激后发生，头发脱落，呈圆形或不规则形，小如指甲，大如钱币或更大，数目不一，皮肤光滑而亮。一般无自觉症状，少数头发可全部脱落，称全秃。

辨证分型

1 血虚风燥型　症见脱发时间短，轻度瘙痒，舌淡苔薄白，脉细数。

2 气滞血瘀型　症见病程较长，伴有头痛，胸胁疼痛，舌紫红或绛，有瘀斑，脉沉细。

3 肝肾不足型　症见病程日久，甚至全秃或普秃，舌淡苔薄白或剥脱，脉细。伴头昏目眩。

小贴士

★ 秋季是脱发的高发季

秋天容易脱发，这是因为毛发代谢是呈周期性发展的，毛发代谢就如草木一样，到了秋天，处于休止期的头发占很大比例，秋季脱发当然要相对其他季节多了。

每个人头皮上平均约有10万个毛囊，每根头发都有2~4年的生长期，一个人一天掉50~125根头发是正常现象，但若梳头时脱发较多，并且毛发稀疏，则是不正常的脱发。

女性的脱发特点和男性有所不同，女性脱发总是不断地掉，越掉越多，使得头皮越发明显。另外，女性产后易脱发，这是与雌激素水平降低、头发更新速度与体内的雌激素水平有关，雌激素水平高时，头发更新速度慢；雌激素水平低时，头发的更新速度加快。怀孕期间雌激素水平升高，分娩后，升高的雌激素下降得很快，头发更新快，从而导致产后脱发。

斑秃药酒

组成

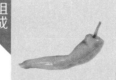

辣椒 10克　　酒 50毫升

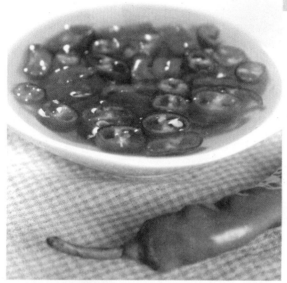

做法：将辣椒切碎，加60度白酒50克，浸10天左右，过滤去渣，即成辣椒酒。

用法：搽涂于脱发部位，每日数次。

主治 脱发，斑秃。

组成

花椒酒

花椒 120克　　酒精 500毫升

做法：将花椒加入酒精中浸泡7天，过滤去渣，即成花椒酒。

用法：蘸汁涂患处，每日3次。半月余可有绒毛丛生，再继续涂之即可恢复如初。

主治 脱发，斑秃。

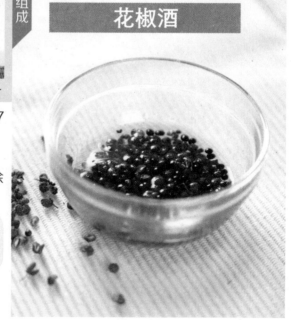

生发酒

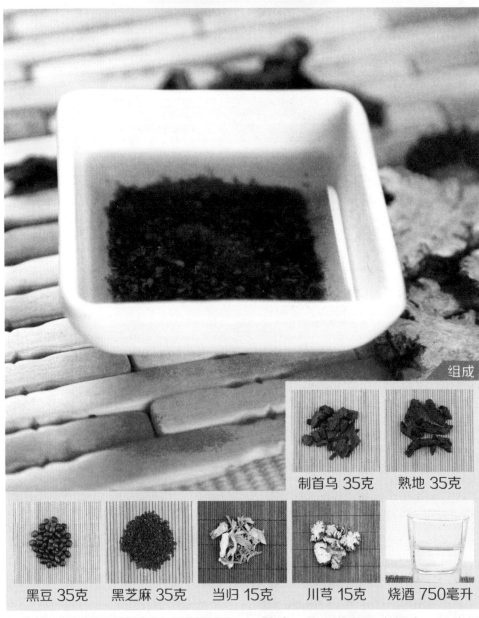

组成

制首乌 35克　熟地 35克

黑豆 35克　黑芝麻 35克　当归 15克　川芎 15克　烧酒 750毫升

主治 脱发，肝肾不足型。症见日久不生，全秃或普秃。

做法： 将上药共研为粗末，浸入酒中，密封浸泡15~20日即可。

用法： 服用。每次服10毫升，每日3次。另用补骨脂、旱莲草各30克，浸烧酒外搽患处。

艾叶

性味：辛苦温
归经：肝脾肾

功效：温经止血，散寒止痛，调经安胎，祛湿止痒。

巴戟天

性味：甘辛微温
归经：肾肝

功效：补肾阳，益精血，强筋骨，祛风湿。

白扁豆
性味：甘微温
归经：脾胃

功效：健脾化湿，和中消暑，解毒。

白丑

性味：寒苦，有毒
归经：肺肾大肠

功效：泻水通便，消痰涤饮，杀虫攻积。

白果
性味：甘苦涩平，有毒
归经：肺

功效：敛肺定喘，收涩止带，固精缩尿。

白果叶
性味：苦甘涩平，小毒
归经：心肺脾

功效：活血养心，敛肺涩肠。

白胡椒
性味：辛热
归经：胃大肠

功效：温中止痛，下气消痰。

白及
性味：苦甘涩微寒
归经：肺胃肝

功效：收敛止血，消肿生肌。

白芥子
性味：辛温
归经：肺

功效：温肺化痰，理气散结，通络止痛。

白茅根

性味：甘寒
归经：肺胃膀胱

功效：凉血止血，清热利尿。

紫草

性味：甘咸寒
归经：心肝

功效：凉血活血，解毒透疹。

白芍

性味：苦酸甘微寒
归经：肝脾

功效：养血调经，平肝止痛，敛阴止汗。

白术

性味：苦甘温
归经：脾胃

功效：补气健脾，燥湿利水，固表止汗，安胎。

白芷
性味：辛温
归经：肺胃

功效：祛风散寒，通窍止痛，消肿排毒，燥湿止带。

百草霜
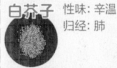
性味：辛温
归经：肝肺胃

功效：止血；消积；清毒散火。

百合

性味：甘微寒
归经：心肺

功效：养阴润肺止咳，清心安神。

柏子仁
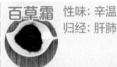
性味：甘平
归经：心肾大肠

功效：养心安神，润肠通便。

板蓝根
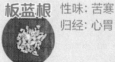
性味：苦寒
归经：心胃

功效：清热解毒，凉血利咽。

半夏
性味：辛温有毒
归经：脾胃肺

功效：燥湿化痰，降逆止呕，消痞散结，外用消肿止痛。

北沙参
性味：甘微苦微寒
归经：肺胃

功效：养阴清肺，益胃生津。

槟榔
性味：苦辛温
归经：大肠胃

功效：驱虫消积，行气利水。

冰片 性味:辛苦微寒 归经:心脾肺	**补骨脂** 性味:辛苦温 归经:肾脾	**苍术** 性味:辛苦温 归经:脾胃
功效: 开窍醒神，清热止痛。	功效: 补肾助阳，固精缩尿，暖脾止泻，纳气平喘。	功效: 燥湿健脾，祛风湿，发表。
草果 性味:辛温 归经:脾胃	**决明子** (草决明) 性味:甘苦咸微寒 归经:肝肾大肠	**侧柏叶** 性味:苦涩微寒 归经:肺肝大肠
功效: 燥湿散寒，除痰截疟。	功效: 清肝明目，润肠通便。	功效: 凉血止血，祛痰止咳。
柴胡 性味:苦辛微寒 归经:肝胆	**蝉蜕** 性味:甘寒 归经:肺肝	**车前草** 性味:甘寒 归经:肾肝膀胱
功效: 疏散退热，疏肝解郁，升举阳气，清胆截疟。	功效: 发散风热，透疹止痒，祛风止痉，退翳明目。	功效: 止血，清热，利尿，祛痰，凉血，解毒。
车前子 性味:甘寒 归经:肾肝肺	**陈皮** 性味:辛苦温 归经:脾肺	**赤芍** 性味:苦微寒 归经:肝
功效: 利尿通淋，渗湿止泻，清肝明目，清肺化痰。	功效: 理气健脾，燥湿化痰。	功效: 清热凉血，祛瘀止痛。
川贝母 性味:苦甘微寒 归经:肺心	**川芎** 性味:辛温 归经:肝胆心	**川续断** 性味:苦甘辛微温 归经:肝肾
功效: 清热化痰，润肺止咳，散结消肿。	功效: 活血行气，祛风止痛。	功效: 补肝肾，强筋骨，止血安胎，疗伤续折。
椿皮 性味:苦涩寒 归经:大肠肝	**土贝母** (大贝母) 性味:苦,微寒 归经:肺脾	**大黄** 性味:苦寒 归经:脾胃大肠肝心
功效: 清热燥湿，涩肠止泻，止血止带。	功效: 解毒，散结，消肿。	功效: 泻下攻积，清热泻火，止血，解毒，活血祛瘀，清泄湿热。
八角茴香 (大茴香) 性味:辛平 归经:肝肾脾胃	**大青叶** 性味:苦大寒 归经:心肺胃	**丹参** 性味:苦微寒 归经:心肝
功效: 温中理气、健胃止呕。	功效: 清热解毒，凉血消斑。	功效: 活血调经，凉血消痈，清心安神。

淡竹叶 性味: 甘淡寒
归经: 心胃小肠

功效: 清热除烦，利尿。

当归 性味: 甘辛温
归经: 肝心脾

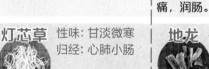

功效: 补血，活血，调经，止痛，润肠。

党参 性味: 甘平
归经: 脾肺

功效: 补中益气，生津，养血。

灯芯草 性味: 甘淡微寒
归经: 心肺小肠

功效: 利尿通淋，清心除烦。

地龙 性味: 咸寒
归经: 肝脾膀胱

功效: 清热熄风，通络，平喘，利尿。

地榆 性味: 苦酸微寒
归经: 肝胃大肠

功效: 凉血止血，解毒敛疮。

冬瓜皮 性味: 甘，微寒
归经: 肺小肠

功效: 利水消肿。

杜仲 性味: 甘温
归经: 肝肾

功效: 补肝肾，强筋骨，安胎。

番泻叶 性味: 甘苦寒
归经: 大肠

功效: 泻下导滞。

蜂房 性味: 甘平，有毒
归经: 肝胃

功效: 攻毒杀虫，祛风止痒，祛风止痛。

佛手 性味: 辛苦温
归经: 肝脾胃肺

功效: 疏肝解郁，理气和中，燥湿化痰。

茯苓 性味: 甘淡平
归经: 心脾肾

功效: 利水渗湿，健脾安神。

浮小麦 性味: 甘凉
归经: 心

功效: 止汗，益气，除热。

甘草 性味: 甘平
归经: 心肺脾胃

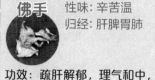

功效: 益气补中，清热解毒，祛痰止咳，缓急止痛，调和药性。

高良参 性味: 辛热
归经: 脾胃

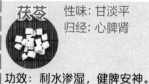

功效: 散寒止痛，温中止呕。

葛根 性味: 甘辛凉
归经: 脾胃

功效: 解肌退热，透发麻疹，生津止渴，升阳止泻。

公丁香 性味: 辛，温
归经: 肺脾胃肾

功效: 温中、暖肾、降逆。

紫苏子 性味: 辛，温
归经: 肺大肠

功效: 降气消痰，止咳平喘，润肠通便。

钩藤 性味: 甘微寒
归经: 肝心

功效: 熄风止痉，清热平肝。

枸杞子 性味: 甘平
归经: 肝肾

功效: 补肝肾，明目，润肺。

瓜蒌 性味: 甘微苦寒
归经: 肺胃大肠

功效: 清热化痰，利气宽胸，散结消痈，润燥滑肠。

瓜蒌仁
性味：甘微苦寒
归经：肺、胃、大肠
功效：清热化痰，宽胸散结，润肠通便。

桂花
性味：辛温
归经：肺
功效：散寒破结，化痰止咳。

海风藤
性味：辛苦微温
归经：肝
功效：祛风湿，通经络。

海蛤粉
性味：苦咸平
归经：肺胃
功效：清热化痰，软坚散结，制酸止痛，利尿消肿。

紫花地丁
性味：苦寒
归经：心肝
功效：清热解毒，消痈散结。

何首乌（制）
性味：干涩微温
归经：肝肾
功效：补益精血，固肾乌须。

荷梗
性味：苦平
归经：肝脾胃
功效：通气宽胸，和胃安胎，清暑。

荷叶
性味：苦涩平
归经：心肝脾
功效：清暑利湿，升阳止血。

黑丑
性味：性寒味苦，有毒
归经：肺肾大肠
功效：泻下，逐水，去积，杀虫。

大枣
性味：甘温
归经：脾胃
功效：补中益气，养血安神，缓和药性。

虎杖
性味：苦微寒
归经：肝胆肺
功效：利胆退黄，清热解毒，活血祛瘀，祛痰止咳。

滑石粉
性味：甘淡寒
归经：膀胱胃
功效：利尿通淋，清热解暑，祛湿敛疮。

黄柏
性味：苦寒
归经：肾膀胱大肠
功效：清热燥湿，泻火解毒，退虚热。

铅丹（黄丹）
性味：辛微寒，有毒
归经：心肝
功效：外用拔毒生肌，杀虫止痒，内服截疟。

黄精
性味：甘平
归经：脾肺肾
功效：滋肾润肺，补脾益气。

黄连
性味：苦寒
归经：心肝胃大肠
功效：清热燥湿，泻火解毒。

黄芪
性味：甘微温
归经：脾肺
功效：补气升阳，益卫固表，利水消肿，托疮生肌。

黄芩
性味：苦寒
归经：肺胃胆大肠
功效：清热燥湿，泻火解毒，止血，安胎。

火麻仁
性味：甘平
归经：脾大肠
功效：润肠通便。

藿香
性味：辛，微温
归经：脾胃肺
功效：化湿，解暑，止呕。

鸡内金
性味：甘平
归经：脾胃小肠膀胱
功效：消食健胃，固精止遗，化坚消石。

鸡血藤 性味：苦甘温
归经：肝

功效：活血补血，舒筋活络。

桑寄生 性味：苦甘平
归经：肝肾

功效：祛风湿，益肝肾，强筋
骨，安胎。

僵蚕 性味：咸辛平
归经：肝肺

功效：熄风止痉，祛风止痛，
化痰散结。

金银花 性味：甘寒
归经：肺心胃

功效：清热解毒，疏散风热。

金樱子 性味：酸涩平
归经：肾膀胱大肠

功效：固精缩尿，涩肠止泻。

韭菜籽 性味：辛甘温
归经：肾肝

功效：温补肝肾，壮阳固精。

桔梗 性味：苦辛平
归经：肺

功效：开宣肺气，祛痰排脓，
利咽。

菊花 性味：辛甘苦微寒
归经：肺肝

功效：发散风热，清肝明目，
平抑肝阳，清热解毒。

橘红 性味：辛苦温
归经：肺、脾

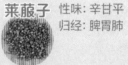

功效：理气宽中，燥湿化痰。

枯矾 性味：酸涩，寒，
有毒
归经：肺脾胃大肠

功效：消痰，燥湿，止泻，止
血，解毒，杀虫。

苦参 性味：苦寒
归经：心肝胃大肠
膀胱

功效：清热燥湿，杀虫，利
尿。

莱菔子 性味：辛甘平
归经：脾胃肺

功效：消食除胀，降气化痰。

连翘 性味：苦微寒
归经：肺心肝

功效：清热解毒，消痈散结，
疏散风热。

莲子 性味：甘涩平
归经：脾肾心

功效：补脾止泻，固涩止带，
益肾固精，养心安神。

莲子心 性味：苦寒
归经：心肾

功效：清心安神，涩精止血。

羚羊角 性味：咸寒
归经：肝心

功效：平肝熄风，清肝明目，
清热解毒。

龙胆草 性味：苦寒
归经：肝胆膀胱

功效：清热燥湿，泻肝火。

龙骨 性味：甘涩平
归经：心肝肾

功效：镇惊安神，平肝潜阳，
收敛固涩。

芦根 性味：甘寒
归经：肺胃

功效：清热生津，除烦止呕，
利尿。

鹿茸 性味：甘咸温
归经：肾肝

功效：壮肾阳，益精血，强筋
骨，调冲任，固带脉，托疮毒。

罗布麻 性味：甘苦凉
归经：肝

功效：平抑肝阳，清热，利
尿。

罗汉果 性味：甘凉
归经：肺大肠

功效：清热润肺，生津止渴，滑肠通便。

麻黄 性味：辛微苦温
归经：肺膀胱

功效：发汗解表，宣肺平喘，利水消肿。

马齿苋 性味：酸寒
归经：肝大肠

功效：清热解毒，凉血止痢，通淋。

麦冬 性味：甘微苦微寒
归经：心肺胃

功效：养阴润肺，益胃生津，清心除烦。

麦芽 性味：甘平
归经：脾胃肝

功效：消食和中，回乳消胀。

芒硝 性味：咸苦寒
归经：胃大肠

功效：泻下，软坚，清热。

玫瑰花 性味：甘微苦温
归经：肝胃

功效：行气解郁，活血止痛。

棉花子 性味：辛热，有毒
归经：肝肾

功效：温肾，补虚，止血。

茉莉花 性味：辛甘温
归经：肝脾胃肺

功效：理气，开郁，辟秽，和中，清热。

牡丹皮 性味：苦辛微寒
归经：心肝肾

功效：清热凉血，活血散瘀。

牡蛎 性味：咸涩微寒
归经：肝肾

功效：平肝潜阳，软坚散结，收敛固涩。

木鳖子 性味：苦微甘凉，有毒
归经：肝脾胃

功效：散结消肿，攻毒疗疮。

木香 性味：辛苦温
归经：脾胃大肠胆

功效：行气，调中，止痛。

南瓜子 性味：甘平
归经：胃大肠

功效：杀虫。

牛蒡子 性味：辛苦寒
归经：肺胃

功效：发散风寒，宣肺透疹，利咽散结，解毒消肿。

牛黄 性味：苦凉
归经：肝心

功效：熄风止痉，化痰开窍，清热解毒。

牛膝 性味：苦酸甘平
归经：肝肾

功效：活血通经，补肝肾，强筋骨，引火（血）下行，利尿通淋。

女贞子（冬青子） 性味：甘苦凉
归经：肝肾

功效：补肝肾阴，乌须明目。

藕节 性味：甘涩平
归经：肝肺胃

功效：收敛止血，散瘀。

胖大海 性味：甘寒
归经：肺大肠

功效：清热利咽，润肺开音，清热通便。

硼砂 性味：甘咸凉
归经：肺胃

功效：外用清热解毒，内服清肺化痰。

蒲公英 性味: 苦甘寒 归经: 肝胃 功效: 清热解毒, 利湿。	**芡实** 性味: 甘涩平 归经: 脾肾 功效: 补脾止泻, 益肾固精, 除湿止带。	**荞麦** 性味: 甘平寒 归经: 脾胃大肠 功效: 开胃宽肠, 下气消积。
青黛 性味: 咸寒 归经: 肝肺 功效: 清热解毒, 凉血消斑, 清肝泻火。	**橄榄** **(青果)** 性味: 甘酸平 归经: 肺 功效: 清热解毒, 利咽生津。	**青蒿** 性味: 苦辛寒 归经: 肝胆肾 功效: 清虚热, 凉血, 解暑, 截疟。
全蝎 性味: 辛平有毒 归经: 肝 功效: 熄风止痉, 攻毒散结, 通络止痛。	**人参** 性味: 甘微苦微温 归经: 心肺脾 功效: 大补元气, 补脾益肺, 生津止渴, 安神益智。	**肉苁蓉** 性味: 甘咸温 归经: 肾大肠 功效: 补肾阳, 益精血, 润肠 通便。
肉桂 性味: 辛甘热 归经: 肾脾心肝 功效: 补火助阳, 散寒止痛, 温经通脉。	**三七** 性味: 甘微苦温 归经: 肝胃 功效: 化瘀止血, 消肿定痛。	**桑白皮** 性味: 甘寒 归经: 肺 功效: 泻肺平喘, 利水消肿。
桑叶 性味: 甘苦寒 归经: 肺肝 功效: 发散风热, 润肺止咳, 平肝明目。	**砂仁** 性味: 辛温 归经: 脾胃 功效: 化湿开胃, 温脾止泻, 理气安胎。	**山药** **(淮)** 性味: 甘平 归经: 脾肺肾 功效: 益气养阴, 补脾肺肾, 固精止带。
山楂 性味: 酸甘微温 归经: 脾胃肝 功效: 消食化积, 行气散瘀。	**山茱萸** 性味: 酸微温 归经: 肝肾 功效: 补益肝肾, 收敛固涩。	**升麻** 性味: 辛微甘微寒 归经: 肺脾胃大肠 功效: 发表透疹, 清热解毒, 升举阳气。
生地黄 性味: 甘苦寒 归经: 心肝肾 功效: 清热凉血, 养阴生津。	**石菖蒲** 性味: 辛苦温 归经: 心胃 功效: 开窍宁神, 化湿和胃。	**石膏** 性味: 辛甘大寒 归经: 肺胃 功效: 清热泻火, 除烦止渴, 收敛生肌。

熟地黄
性味：甘微温
归经：肝肾
功效：补血滋阴，益精填髓。

丝瓜络
性味：甘平
归经：肺胃肝
功效：祛风通络，化痰解毒。

紫苏叶
性味：辛微温
归经：脾肺
功效：发汗解表，行气宽中，解鱼蟹毒。

酸枣仁
性味：甘酸平
归经：心肝胆
功效：养心益肝，安神，敛汗。

桃仁
性味：苦甘平，有小毒
归经：心肝大肠
功效：活血祛瘀，润肠通便，止咳平喘。

天花粉
性味：甘微苦微寒
归经：肺胃
功效：清热生津，消肿排脓。

天麻
性味：甘平
归经：肝
功效：熄风止痉，平抑肝阳，祛风通络。

天南星
性味：苦辛温，有毒
归经：肺肝脾
功效：燥湿化痰，祛风解痉，外用消肿止痛。

天竺黄
性味：甘寒
归经：心肝
功效：清热化痰，清心定惊。

通花根
性味：淡；微苦；微寒
归经：肺胃膀胱
功效：利尿通淋，下乳。

土茯苓
性味：甘淡平
归经：肝胃
功效：解毒除湿，通利关节。

菟丝子
性味：甘温
归经：肝肾脾
功效：补肾固精，养肝明目，止泻，安胎。

王不留行
性味：苦平
归经：肝胃
功效：活血通经，下乳，消痈，利水通淋。

威灵仙
性味：辛咸温
归经：膀胱
功效：祛风湿，通经络，消痰水，治骨鲠。

乌梅
性味：酸涩平
归经：肝脾肺大肠
功效：敛肺止咳，涩肠止泻，生津止渴，安蛔止痛。

乌药
性味：辛温
归经：肺脾肾膀胱
功效：行气止痛，温肾散寒。

海螵蛸（乌贼骨）
性味：咸涩微温
归经：肝肾
功效：固精止带，收敛止血，制酸止痛，收湿敛疮。

吴茱萸
性味：辛苦热有小毒
归经：肝脾胃肾
功效：散寒止痛，疏肝降逆，助阳止泻。

蜈蚣
性味：辛温，有毒
归经：肝
功效：熄风止痉，攻毒散结，通络止痛。

五倍子
性味：酸涩寒
归经：肺大肠肾
功效：敛肺降火，涩肠止泻，固精止遗，敛汗止血。

五味子
性味：酸甘温
归经：肺肾心
功效：敛肺滋肾，生津敛汗，涩精止泻，宁心安神。

西瓜皮
（西瓜翠）

性味：甘凉
归经：脾胃

功效：清暑解热，止渴，利小便。

西洋参
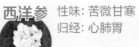
性味：苦微甘寒
归经：心肺胃

功效：补气养阴，清火生津。

细辛

性味：辛温，有小毒
归经：肺肾心

功效：祛风解表，散寒止痛，温肺化饮，通窍。

夏枯草

性味：辛苦寒
归经：肝胆

功效：清肝明目，消肿散结。

香附

性味：辛微苦微甘平
归经：肝

功效：疏肝理气，调经止痛。

香薷

性味：辛微温
归经：肺胃脾

功效：发汗解表，化湿和中，利水消肿。

小茴香

性味：辛温
归经：肝肾脾胃

功效：散寒止痛，理气和中。

苦杏仁

性味：苦微温，有小毒
归经：肺大肠

功效：止咳平喘，润肠通便。

雄黄

性味：辛温有毒
归经：心肝胃

功效：解毒，杀虫。

玄参

性味：甘苦咸寒
归经：肺胃肾

功效：清热凉血，滋阴解毒。

鸦胆子

性味：苦寒有消毒
归经：大肠肝

功效：清热解毒，止痢，截疟，腐蚀赘疣。

益母草

性味：苦辛微寒
归经：肝心膀胱

功效：活血祛瘀，利水消肿，清热解毒。

益智仁
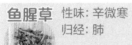
性味：辛温
归经：肾脾

功效：温肾助阳，固精缩尿，温脾止泻，开胃摄唾。

薏苡仁
（薏米）
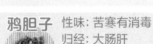
性味：甘淡微寒
归经：脾胃肺

功效：利水渗湿，健脾止泻，清热排脓，除痹。

淫羊藿
（仙灵脾）

性味：辛甘温
归经：肝肾

功效：温肾壮阳，强筋骨，祛风湿。

鱼腥草

性味：辛微寒
归经：肺

功效：清热解毒，消痈排脓，利尿通淋。

玉竹

性味：甘微寒
归经：肺胃

功效：养阴润燥，生津止渴。

皂角

性味：辛咸温有小毒
归经：肺大肠

功效：祛顽痰，开窍通闭，祛风杀虫。

泽兰

性味：苦辛微温
归经：肝脾

功效：活血化瘀，通经，利水消肿。

枳实

性味：苦辛微寒
归经：脾胃大肠

功效：破气消积，化痰除痞。

枳壳

性味：辛苦酸温
归经：肺脾肝胃大肠

功效：理气宽中、行滞消胀。

竹茹
性味：甘，微寒
归经：肺胃

功效：清化热痰，开郁除烦，清胃止呕。

苎麻根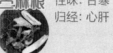
性味：甘寒
归经：心肝

功效：凉血止血，安胎，清热解毒。

追地风
性味：微辛涩温
归经：膀胱、肾

功效：祛风除湿，行气止痛。